FAO中文出版计划项目丛书

微生物风险评估系列第25号

肉类中旋毛虫与牛带绦虫的控制：

基于风险的案例与方法

（修订版）

联合国粮食及农业组织　世界卫生组织　编著

葛 林 孙 研 等 译

U0255502

中国农业出版社
联合国粮食及农业组织
世界卫生组织
2022·北京

引用格式要求：

粮农组织、世界卫生组织和中国农业出版社。2022 年。《肉类中旋毛虫与牛带绦虫的控制：基于风险的案例与方法（修订版）》（微生物风险评估系列第 25 号）。中国北京。

16-CPP2021

本出版物原版为英文，即 *Risk-based examples and approach for control of Trichinella spp. and Taenia saginata in meat, Revised edition*，由联合国粮食及农业组织和世界卫生组织于 2020 年出版。此中文翻译由中国农业科学院兰州兽医研究所安排并对翻译的准确性及质量负全部责任。如有出入，应以英文原版为准。

本信息产品中使用的名称和介绍的材料，并不意味着联合国粮食及农业组织（粮农组织）和世界卫生组织（世卫组织）对任何国家、领地、城市、地区或其当局的法律或发展状况，或对其国界或边界的划分表示任何意见。提及具体的公司或厂商产品，无论是否含有专利，并不意味着这些公司或产品得到粮农组织或世卫组织的认可或推荐，优于未提及的其他类似公司或产品。

本信息产品中陈述的观点是作者的观点，不一定反映粮农组织或世卫组织的观点或政策。

ISBN 978-92-5-136828-2（粮农组织）
ISBN 978-92-4-000640-9（世卫组织）
ISBN 978-7-109-30386-7（中国农业出版社）

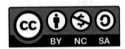

FAO中文出版计划项目丛书

指 导 委 员 会

主　任　隋鹏飞

副主任　倪洪兴　谢建民　韦正林　彭廷军　顾卫兵

　　　　童玉娥　李　波　苑　荣　刘爱芳

委　员　徐　明　王　静　董茉莉　朱宝颖　傅永东

序 言
PREFACE

  2013 年 10 月 22—25 日，世界卫生组织（WHO）于日内瓦举行了一场专家会议，决定发起《肉类中旋毛虫与牛带绦虫的控制：基于风险的案例与方法》的编写。会议起草了一份报告，以便于 2014 年进一步讨论该领域的问题。食品卫生法典委员会（CCFH）第 45 次会议要求进一步研究旋毛虫的案例。因此，2014 年 7 月 17—18 日，联合国粮食及农业组织（FAO）与世界卫生组织于日内瓦召开了筹备会议，以改善猪体内旋毛虫风险模型。随后，联合国粮食及农业组织于 2014 年 9 月 15—17 日在罗马召开了一次专家会议。在本书内容敲定的过程中，以上会议讨论所得均纳入考量范围。此外，本书在定稿前已经过同行评议。

致　谢
ACKNOWLEDGEMENTS

联合国粮食及农业组织与世界卫生组织衷心感谢在本书撰写过程中做出贡献的所有人员。他们不仅参与了专家会议，也在会议前后付出了宝贵时间，奉献了专业知识，提供了数据以及其他相关信息。

同样感谢那些应联合国粮食及农业组织与世界卫生组织号召，为本书提供数据的人。他们为我们提供了正式文献中已有的，以及尚未出现在主流文献中的数据。

Thorgeir Lawrence 负责本书的语言编辑和印刷准备工作。

参与人员
CONTRIBUTORS

以下人员参与了 2013 年 10 月 22—25 日由世界卫生组织于瑞士日内瓦召开的专家会议，为旋毛虫与牛带绦虫的控制问题开发了基于风险的案例。

专家

Lis Alban，丹麦农业与食品委员会，食品安全与兽医问题风险评估小组。

Francis Butler，爱尔兰农业与食品科学中心，都柏林大学生物系统工程学院。

Kris de Smet，比利时，欧盟委员会，食品与饲料卫生及人兽共患病控制。

Brecht Devleesschauwer，比利时，根特大学，兽医学院，寄生虫学与免疫学，病毒学部。

Pierre Dorny，比利时，热带医学学院，兽医蠕虫学部。

Alvin Gajadhar，加拿大食品检验署，世界动物卫生组织参考实验室（旋毛虫病）与合作中心（通过食物传播的人兽共患寄生虫），国际旋毛虫病委员会与食物传播和动物寄生虫病中心。

Steve Hathaway，新西兰初级产业部，科学与风险管理。

Claire Morlot，法国农业与食品安全部，食品总局—食品安全分局，屠宰与分割机构管理办公室，植食性动物传染性海绵状脑病。

Samson Mukaratirwa，南非，夸祖鲁—纳塔尔大学，生命科学学院。

Edoardo Pozio，意大利国家卫生部，欧盟寄生虫参考实验室。

Dave Pyburn，美国农业部动植物卫生检验署兽医服务，家猪卫生项目。

Mable Ribicich，阿根廷，布宜诺斯艾利斯大学，兽医科学学院，寄生虫与寄生虫病学。

Brad Scandrett，加拿大食品检验署，兽医诊断寄生虫病学。

Joke van der Giessen，荷兰，人兽共患病与环境微生物学中心，国家公共卫生及环境研究所。

联络人

Verna Carolissen，意大利，联合国粮食及农业组织与世界卫生组织联合食品标准计划。

Masatsugu Okita，法国，世界动物卫生组织。

以下人员参与了 2014 年 9 月 15—17 日由联合国粮食及农业组织于意大利罗马召开的专家会议，讨论了控制肉类中旋毛虫与牛带绦虫基于风险的案例与方法。

专家

Lis Alban，丹麦农业与食品委员会，食品安全与兽医问题风险评估小组。

Pierre Dorny，比利时，热带医学学院，兽医蠕虫学部。

Alvin Gajadhar，加拿大食品检验署，世界动物卫生组织参考实验室（旋毛虫病）与合作中心（通过食物传播的人兽共患寄生虫），国际旋毛虫病委员会与食物传播和动物寄生虫中心。

刘明远，中国，吉林大学，人兽共患病研究所，中国教育部，人兽共患病重点实验室。

Claire Morlot，法国农业与食品安全部，食品总局—食品安全分局，屠宰与分割机构管理办公室，植食性动物传染性海绵状脑病。

Samson Mukaratirwa，南非，夸祖鲁—纳塔尔大学，生命科学学院。

Edoardo Pozio，意大利国家卫生部，欧盟寄生虫参考实验室。

Dave Pyburn，美国农业部动植物卫生检验署兽医服务，家猪卫生项目。

Mable Ribicich，阿根廷，布宜诺斯艾利斯大学，兽医科学学院，寄生虫与寄生虫病学。

Brad Scandrett，加拿大食品检验署，兽医诊断寄生虫学。

Joke van der Giessen，荷兰，人兽共患病与环境微生物学中心，国家公共卫生及环境研究所。

联络人

Gillian Mylrea，法国，世界动物卫生组织。

Verna Carolissen，意大利，联合国粮食及农业组织与世界卫生组织联合食品标准计划。

Francis Butler，爱尔兰农业与食品科学中心，都柏林大学生物系统工程学院。

Brecht Devleesschauwer，比利时，根特大学，兽医学院，寄生虫学与免疫学，病毒学部。

Steve Hathaway，新西兰，惠灵顿，新西兰初级产业部，科学与风险管理，食品卫生法典委员会旋毛虫与牛带绦虫工作组联合主席。

Kris de Smet，比利时，欧盟委员会，预警系统与培训，食品及动植物危机预防司—兽医与国际事务，健康与消费者保护总司，食品与饲料卫生以及人兽共患病控制团队队长，食品卫生法典委员会旋毛虫与牛带绦虫工作组联合主席。

秘书处

Marisa Caipo，意大利，联合国粮食及农业组织。

Sarah Cahill，意大利，联合国粮食及农业组织。

Jeffrey Lejeune，意大利，联合国粮食及农业组织。

Kang Zhou，意大利，联合国粮食及农业组织。

Mina Kojima，瑞士，世界卫生组织。

Satoko Murakami，瑞士，世界卫生组织。

利益声明
DECLARATIONS OF INTEREST————————————

参与以上两场会议的专家均于会前完成利益关系的申报，未发现任何利益冲突。

缩　写
ABBREVIATIONS

APHIS　　　美国农业部动植物卫生检验署
CAC　　　　联合国粮食及农业组织/世界卫生组织联合食品法典委员会
CCFH　　　食品卫生法典委员会
CL　　　　　可信度
EFSA　　　欧洲食品安全局
EU　　　　　欧盟
FAO　　　　联合国粮食及农业组织
FSIS　　　美国农业部食品安全和检验署
ICT　　　　国际旋毛虫病委员会
OIE　　　　世界动物卫生组织
UECBV　　欧洲牲畜和肉类贸易联盟
USDA　　　美国农业部
WHO　　　世界卫生组织

执行摘要
EXECUTIVE SUMMARY

2013 年　第一次专家会议

本次专家会议应食品卫生法典委员会（CCFH）要求召开。该委员会长期致力于撰写《肉类中人兽共患寄生虫的控制指南：旋毛虫与牛带绦虫》的草案。食品卫生法典委员会于 2012 年 11 月的第 44 次会议上重申了第 43 次会议上向联合国粮食及农业组织以及世界卫生组织提出的要求：为旋毛虫与牛带绦虫开发基于风险的案例，以此说明在屠宰前后选择不同风险管理对消费者保护可能起到的不同作用。而案例的开发要基于屠宰场信息以及其他数据源，比如人类病例。为加快案例开发，委员会要求对基于风险的旋毛虫与牛带绦虫案例的现有信息加以收集与分析。

该会议提出的目标为：

1. 在风险管理选择上达成共识，以便对肉类中旋毛虫与牛带绦虫实现基于风险的控制。

2. 分析当下可用的数据与信息，为控制上述两种人兽共患寄生虫建立基于风险的方法。

3. 为旋毛虫与牛带绦虫建立基于风险的案例（场景），以描述在屠宰前后的不同风险管理选择为消费者带来残留风险的可能性的大小。

4. 为风险管理者提供信息源，以便其做出决策。

参会专家收到了两份不同的电子表格模型，一份是关于旋毛虫的，另一份是关于牛带绦虫的。

旋毛虫

此次专家会议目标在于提供案例，确保通过控制舍饲条件，建立可忽略风险的猪舍（negligible risk compartment）。对于旋毛虫在猪肉以及猪肉制品消费过程中造成的风险，存在不同的假说，这些假说也被纳入考虑范围。

专家可利用电子表格模型来开发案例，用于估算每百万份猪肉产品中携带旋毛虫的猪肉的数量，而这些猪肉产品都应来自舍饲条件受控的生猪。首先，该模型假设所有携带旋毛虫的可食用猪肉产品，不论携带数目多少，都可以导致人感染或患病。其次，该模型同样假设，在已感染的猪的胴体内，旋毛虫是均匀分布的，即便事实情况往往并非如此。因此，该模型的输出结果是非常保守的。

在建设极小风险的猪舍时，测试信息的不同会为消费者带来不同程度的旋毛虫残留风险，而残留风险的不同则可以由该模型的输入端参数体现。该模型共提供了7个假想案例，模拟了一系列场景。在一具胴体中，有一定比例的肉以生鲜猪肉的形式被消费者购买，且有一定比例的猪肉在未烹饪或未完全烹饪的情况下被食用。该模型对这两个比例采用了保守估计。

该模型表明，要将旋毛虫残留风险降到极低的水平，需要对大量的生猪进行检测。然而当测试生猪的数量达到一定水平后，数量的继续增加很难对残留风险的降低起到积极作用，也因此无法进一步改善公共卫生状况。

在可忽略风险的猪舍建立后，保持对舍饲条件的控制，确保将旋毛虫感染风险维持在极低水平则至关重要。要核查舍饲条件的维护对公共卫生情况的影响，可单独或组合使用下列方法：

- 在整个养殖场层面进行检查。需要注意，检查的执行者应为有能力的权威机构，而非负责公共卫生的部门。
- 使用世界动物卫生组织（OIE，2018）推荐的测试方法，监测在受控的舍饲条件下饲养的生猪。
- 监测在非受控舍饲条件下饲养的生猪。
- 在公共卫生检测与汇报系统较为完备的地区要汇报本地人感染旋毛虫的病例。

通过基于风险控制且性价比高的方式维护舍饲条件，这一点对"建设可忽略风险的猪舍"至关重要，也是2014年专家会议的议题。

牛带绦虫

本模型目的在于说明宰后肉检程序的密集程度的差异为消费者带来的相对风险的不同，以帮助风险管理者根据感染程度的不同来为牲畜选择最合适的检验程序。因此，该模型的输出结果对肉检的"现代化"大有裨益。

专家们会收到一份简明的电子表格，用来估算一定数量牲畜屠宰后特定的检验程序为消费者带来的残留风险的水平。该模型的输入较为保守，没有考虑人对感染剂量的反应，假设只要有一个残余包囊就可导致人感染绦虫。该模型最后的输出结果是人类感染的数量预计与屠宰的牲畜数量有关。

本次专家会议为4个国家（分别为W、X、Y、Z）提供了相对风险的案例。这4个国家每年在屠宰场发现的牛囊尾蚴病例数量分别为高、正常、低以及非常低。会议一共提供了 4 个模型场景（A、B1、B2、C），这些场景的检验灵敏度或包囊存活率有所不同。

这些案例表明，检验的肉里含有较少数量的牛带绦虫，检验灵敏度的变化会对人牛带绦虫病的相对增加产生较大的影响。若一个国家牛带绦虫感染牛的流行率比较高，那么不论宰后肉检灵敏度如何变化，残留风险都相对较高；若一个国家牛带绦虫的流行率较低，则该国宰后肉检的灵敏度变化对残留风险的影响微乎其微。

结论

此次专家会议应用了简明的电子表格模型，提升了基于风险的量化信息的生成效率，帮助公共卫生部门评估不同的卫生方案，以控制肉类中的旋毛虫和牛带绦虫。

为了提高相对风险的估算准确度，后续研究可以从以下几个角度来进一步发展此创新方法：

- 降低输入的保守程度，或采用不同的模型结构。
- 在模型中加入剂量影响的模块。
- 在建设可忽略风险猪舍过程中，说明针对旋毛虫测试制度的不同之处。
- 以实证为基础的数据，包括一个国家或区域内的消费者的猪肉、牛肉烹饪习惯，以及食品经营者的加工方法。
- 利用贝叶斯定理为不同控制措施的组合进行建模。

2014 年第二次专家会议

食品卫生法典委员会第 45 次会议要求联合国粮食及农业组织与世界卫生组织进一步研究旋毛虫的案例，重点关注以下几点：

1. 由于现有案例模型的输入过于保守，因此要在此前研究的基础上，进一步说明建设可忽略风险的猪舍对公共卫生保护起到的作用（CXG 86 - 2015 的第 7.3 与第 9 节）。

2. 进一步建立案例，辅助有能力的权威机构，帮助其核查可忽略风险猪舍的各项指标，并判断 CXG 86 - 2015 中第 9 节"监督与审核"所列出的不同指标之间的等效性。

3. 确保在报告中以清晰易懂的方式呈现基于风险的生猪体内旋毛虫的控制方法。

此次专家会议采用了简明的决定性风险模型，其主要功能并非确定绝对风险，而是说明建立可忽略感染旋毛虫风险的猪舍对公共卫生保护起到的作用。针对旋毛虫的风险模型，将屠宰猪群不同的采样与测试方案输入至动物测试模型中，并将该模型与食品路径模型结合，以此描述生猪携带的旋毛虫，与当前或期望的公共卫生保护水平两者之间的关系。这些案例以检测参数为基础，说明了不同国家场景中的风险管理者可以通过建设极小风险猪舍的方式提升公共卫生保护水平。风险管理者可以使用模型设计者提供的曲线来选择期望达到的公共卫生保护水平，也可以通过曲线选择不同的模型输入选项并达到同样的保护水平。模型设计者同样以一头旋毛虫阳性的生猪验证了该曲线。

在许多国家，大量的人体检测和动物检测数据已经证实，建立极小风险猪舍对预防生猪和人类感染旋毛虫是有效的，这一点也得到了专家们的一致认同。会议上提出了一个利用贝叶斯定理处理历史检测数据的案例，可利用累计的阴性检测数据来估算风险。该案例说明，随着时间推移，达到一定公共卫生保护水平所需要的检测次数会不断减少。

综上，本次专家会议得出以下结论：

- 通过应用一系列清晰的控制措施，基于风险的模型会对消费者健康保护起到积极作用。这些控制措施就包括建设可忽略风险猪舍的过程中采取的措施。
- 风险模型只是对现实事件的建模，使用时应将模型与其他一系列与风险管理相关的输入信息结合在一起。
- 建设可忽略风险猪舍有利于增强消费者健康保护，但在建设可忽略风险猪舍过程中所需的采样与监测数据量较为庞大，且可能因生猪数量的多少以及采样的比例变化而变化。
- 现虽然已有许多数据源可为维持消费者健康保护水平提供实证，但仍然需要继续探索新的数据源。在一些情况下，可以通过从公共卫生部门获取更多疾病数据的方式来开辟新的数据源。
- 一些地区可用数据有较大的限制性，可能会加剧输出结果的不确定性。若数据在病原接触与剂量影响方面的可用性更高，模型的准确性效果会得到提升。

此外，本次专家会议给出了以下几点建议：

- 在建设可忽略风险猪舍的过程中，有多种确保公共卫生保护水平的方法，而风险管理者可以使用现有的针对旋毛虫的风险模型以及其他信息来比较这些不同的方法。
- 有效控制生猪体内的旋毛虫，需要风险管理者认识到控制舍饲条件以及由动物卫生部门建设极小风险猪舍的重要性。
- 为了维持公共卫生保护水平，国际组织以及不同区域和国家的风险管理者需在养殖场检查以及屠宰场监控方面做出进一步努力。
- 联合国粮食及农业组织、世界卫生组织和各国的风险管理者要进一步利用屠宰场历史数据以及猪舍外的数据，确保公共卫生保护水平的提高。

- 联合国粮食及农业组织与世界卫生组织继续探索旋毛虫模型的潜能，进一步开发并检查风险模型（如考虑历史数据，收集多年来那些屠宰猪中检测旋毛虫阴性国家的数据），将其打造为各国风险管理者的有力工具。
- 联合国粮食及农业组织/世界卫生组织应撰写一套对用户较为友好的指南，从整个食品生产链控制猪肉中的旋毛虫，并将本报告内的风险模型考虑在内。

目 录
CONTENTS

序言 ·· V

致谢 ·· vi

参与人员 ·· vii

利益声明 ·· X

缩写 ·· xi

执行摘要 ·· xii

1 引言 ··· 1

1.1 背景 ··· 1

1.2 范畴 ··· 2

1.3 风险评估 ··· 3

2 控制肉类中旋毛虫：基于风险的案例与方法 ············· 4

2.1 控制肉类中旋毛虫，进行食物链建模的必要输入 ··········· 4

2.2 基于风险控制旋毛虫的案例 ····································· 5

2.2.1 确定可忽略风险的状态 ······································ 5

2.2.2 持续验证可忽略风险的猪舍 ································ 9

2.2.3 结论 ··· 10

2.3 基于风险控制猪群旋毛虫的方法 ······························ 10

2.3.1 公共卫生和贸易中的旋毛虫 ································ 10

2.3.2 风险模型的应用 ·· 13

2.3.3 由"可忽略风险"猪场提供的消费者保护水平建模实例 ····· 18

2.3.4 建模实例：建立"可忽略风险"猪场对消费者的保护效果 ······ 26

2.3.5 讨论和建议 ··· 28

3   控制肉类中牛带绦虫：基于风险的案例 ·· 31

3.1   用于控制肉类中牛带绦虫的食物链建模所需投入 ········· 31

3.2   基于风险控制牛带绦虫的案例 ··································· 32

3.2.1   目的 ··· 32

3.2.2   模型 ··· 32

3.2.3   案例概述 ·· 33

3.2.4   模型输入 ·· 33

3.3   结论 ··· 37

4   结论和建议 ··· 38

4.1   结论 ··· 38

4.2   建议 ··· 38

参考文献 ··· 39

附录 ··· 43

附录 1   旋毛虫模型流程图 ··· 43

附录 2   牛带绦虫模型的电子表格图 ··································· 47

附录 3   肉类旋毛虫和牛带绦虫防治资料征集报告摘要 ········ 48

附录 4   欧美家猪旋毛虫感染 ··· 56

附录 5   应用贝叶斯方法分析已有数据来确定检验要求，持续保障
          消费者权益 ··· 57

附录 6   旋毛虫和牛带绦虫/牛囊尾蚴风险状况概述 ············ 58

1 引 言

1.1 背景

人旋毛虫病是由于食用生肉或未煮熟的含有旋毛虫肌幼虫的肉导致的。这些肉来自家畜或狩猎猎物。牛带绦虫的幼虫是牛囊尾蚴，感染牛囊尾蚴的牲畜会患牛囊尾蚴病。若人类在食用含有囊尾蚴的牛肉前没有将其充分加热或者冷冻，则有可能使牛带绦虫的成虫寄生在体内，患上牛带绦虫病，这是因为牛肉中的寄生虫并没有被杀死。控制这两种寄生虫对于人体健康以及肉类贸易来说都是至关重要的。从传统意义上来说，对这两种寄生虫在宿主体内以及在肉类中的控制是在食品生产链的某一环节实现的，如对养殖场的生物安全保护以及在屠宰场进行检验。

食品卫生法典委员会（CCFH）讨论了肉类中旋毛虫与牛带绦虫的控制问题，并起草了《人兽共患寄生虫的控制指南》。世界动物卫生组织（OIE）则修改并通过了《陆生动物卫生法典》（2019），其中的"旋毛虫感染"一章（现为8.17节），推荐了一系列在养殖场层面的控制措施，防止人类因为食物传播患上寄生虫病。食品卫生法典委员会与世界动物卫生组织（2018）意识到，要在"从养殖场到餐桌"的整个流程中采用基于风险的方法来控制肉类中的旋毛虫。

要应用基于风险的方法保证肉类的卫生，需要重新评估以往的实践方法，并重新调动与风险相匹配的监管资源与产业资源。尽管这种方法得到了多国政府的呼吁，但世界各地仍存在对该方法的偏见。因此，大多数国家进口肉类以及肉制品的标准既包括风险管理，又沿用传统实践。对旋毛虫以及牛带绦虫的检测也是如此，因为检测这两种寄生虫的风险分析原则同样适用于传统的检测流程。因此，这种新方法的发展需要与世界动物卫生组织大力合作，以便促进通过全食品生产链检测来降低风险。

征集数据的申请已经向各成员发布，信息概况请参见附件3。

1.2 范畴

食品安全体系的现代化促使食品管理活动由被动反应转变为主动预防，并且正在向风险管理转型。以风险管理为基础的方法要求食品生产链的各环节共同承担食品安全责任。以寄生虫控制为例，在屠宰前后的整个食品生产链中的各种控制措施以及公共卫生产生的效果（即消费者的病例），两者之间的联系可以帮助风险管理者（在养殖场、屠宰场、加工厂和消费者之中）准确定位，并采取适当的干预措施。

针对寄生虫的控制措施可以从食品生产链的多个环节入手。可以在屠宰前（即在养殖场）与屠宰后（主要在屠宰场）（图1-1）使用的控制手段，都已在世界动物卫生组织、联合国粮食及农业组织（FAO）以及世界卫生组织（WHO）等国际组织出版的文献以及指南中进行了详细的描述。

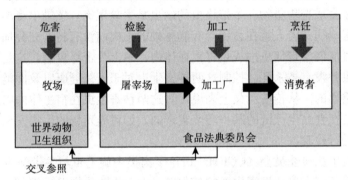

图1-1 在食品生产链中采用控制措施的各个步骤
资料来源：Hathaway，2013。

世界动物卫生组织编写的《陆生动物卫生法典》（2019）为在养殖场环节预防生猪感染旋毛虫提供了指南，并要求在受控的管理条件下，建立感染旋毛虫风险可忽略的猪舍。然而，世界动物卫生组织并未针对牛带绦虫撰写相应指南。食品卫生法典委员会从全食品生产链检测方法出发，编写了《控制旋毛虫与牛带绦虫》的指南，并指导政府在公共卫生领域的决策，为消费者提供适当的保护。

"可忽略风险猪舍"指的是感染旋毛虫风险极低的猪舍（OIE，2019）。"感染旋毛虫风险极低"（negligible of *Trichinella* infection）的说法是由"无感染旋毛虫风险"（*Trichinella* - free）修改而来的。考虑到目前检测方法的灵敏度以及监控数据效用问题，"无风险"的可行性不高。

1.3　风险评估

为了完成以上目标，专家们以量化的方式阐明了风险管理者选择不同的风险管理而带来的风险的不同。专家们以两份电子表格风险模型为着力点，且这两份电子表格是以不同场景下风险的评估为基础的（附录 1、附录 2）（Ryan 和 Hathaway，尚未发表的文献；Van der Logt 和 Hathaway，尚未发表的文献）。

选定的控制措施对消费者造成的残留风险也是专家们研究问题的重点，尤其是在屠宰后的检测（针对旋毛虫）以及宰后肉检（针对牛带绦虫）两项检测强度的不同这一方面。有一点需要注意，消费者眼中的"极小风险"并不能由科学家决定。

- 每一畜体在不同地区的被食用次数存在明显差异。据报道，这一数字在美国为 371 次（美国国家猪肉委员会，2009），在其他地区为 200～400 次（Kijlstra 和 Jongert，2008）。
- 我们无法得知感染猪所供肉类携带足量致病幼虫的比例。幼虫最常聚集在受染畜体的膈肌与舌头中，也可能存在于所有横纹肌内（Kapel 和 Gamble，2005；《福布斯和加贾达尔》，1999；Ribicich 等，2001）。在缺乏公开指导数据的情况下，对模型的保守输入值将是 100%。

2 控制肉类中旋毛虫：基于风险的案例与方法

2.1 控制肉类中旋毛虫，进行食物链建模的必要输入

专家们在会议上确定了基于风险的方法所涉及的相关环节。在养殖场，重点放在了受控舍饲条件下饲养的猪。非受控舍饲条件下饲养的猪则仅出于比较目的。控制猪肉中的旋毛虫的食物链建模所需的输入量见表2-1。此外，专家们提到，与屠宰场交换食品链信息对于获得必要的数据十分重要。

在屠宰场方面，专家对于所需考虑的因素意见一致，但就试验类型及与现有食品安全系统差异相关的证据进行了讨论。

试验方法根据世界动物卫生组织《陆生动物诊断试验与疫苗手册》（2018）第3.1.20章中推荐的诊断技术而选择。

由于缺乏关于性能特征（敏感和特异性）的知识，本次专家会议中未将血清学检测作为可能的控制措施纳入风险建模。

表2-1 控制猪肉中的旋毛虫的食物链建模所需的输入量

阶段	要素	数值	解释
农场	屠宰后呈阳性的畜体覆盖率是可忽略风险状态的决定因素		建立和维持可忽略风险状态
	受控的猪场中猪的种群大小		
	屠宰猪的年龄		
屠宰场	试验阳性猪的比例		建立和维持可忽略风险状态
	消化试验的性能特征（灵敏度和特异性，检测范围）	50%～70%	在消化试验中，该模型的灵敏度为50%～100%
	抽样计划及抽样测试地点		
	样本大小		

（续）

阶段	要素	数值	解释
加工	作为鲜肉或加工肉投放市场的猪肉百分比	新鲜猪肉投放到市场的比例为10%～100%	美国鲜肉：25% 欧盟（欧洲牲畜和肉类贸易联盟） 鲜肉：15%～17% 加工肉：60%～66% 冷冻肉：15%～17%
	加工处理（冷冻、热处理、干燥）、固化（冷处理和热处理）及其验证		加工肉方面：30%的熟香肠；20%的熟火腿；15%的干香肠；10%的干火腿；其他25%，如培根（腌制）
消费者	1头猪胴体的可食用量	400克	参考（美国）该模型确定了50～150餐/畜体
	生吃或鲜肉食用的百分比	1%～2%	美国1%；新西兰1%；欧盟5% 该模型设定了一系列通过烹饪（未煮熟或生的）而变得安全的食物

2.2 基于风险控制旋毛虫的案例

2.2.1 确定可忽略风险的状态

2.2.1.1 目的

本节的目的是提供示例，以确认在受控舍饲条件下建立风险可忽略的猪场，同时考虑到不同假设：食用猪肉和猪肉产品时旋毛虫可能带来的风险。为风险管理者提供了一个工具，以确定消费者可接受的残留风险。主要目的是根据所考虑的情景，说明相对风险。

可忽略风险猪场是指旋毛虫感染风险可忽略的猪场（OIE，2019a）。

2.2.1.2 模型

专家构建了一个电子表格模型（附件2），用以编制示例。该模型估算了受控舍饲条件的猪场中每百万头猪的感染数量。该模型不包括人对剂量反应模型方面的风险定量描述，因此总体假设是，不论猪肉中存在的幼虫数量是多少，都将导致人感染或患病。模型还假设旋毛虫幼虫均匀分布在受感染的畜体中，而实际很少出现这种情况。因此，模型的输出非常保守。

2.2.1.3　模型输入

为了说明当使用不同的测试信息建立风险可忽略的猪场时，消费者面临的不同残留风险，专家们使用了以下参数输入模型中：

- 屠宰的生猪数量。
- 在受控舍饲条件猪场内测试的猪数量。
- 检测呈阳性的猪数量。
- 在可接受的熟练程度条件下测试的诊断敏感性。
- 新鲜猪肉进入零售市场的百分比。
- 食用未煮熟或生猪肉的百分比。

2.2.1.4　案例回顾

试验制订了7个假设性的案例，模拟了一系列情况。所有来自受控舍饲条件下饲养的猪都被假定测试结果为阴性。试验对到达消费者手中的新鲜猪肉的百分比以及吃生的或未煮熟的肉的百分比进行了保守的估计。

例1是指在一个受控舍饲条件的猪场内有1亿头猪，对其中100万头到1亿头猪在屠宰时进行检测。所有来自受控舍饲条件下饲养的猪都被假定检测结果为阴性。该模型的结果可能是从接近上限的地方产生的（消费者买零售的鲜肉的比例为50%，吃未煮熟的或生肉的比例为2%）。

例2（参考例）表示在一个养殖场/地区/国家的受控舍饲条件的猪场内有1 000万头猪。在这些猪中，对1 000头到100万头猪在屠宰时进行检测，保持例1的所有其他参数不变。

例3代表数量为100万头的猪群，从中检测1 000头到100万头，保持例1的所有其他参数不变。

例4代表数量为10万头的猪群，从中检测1 000头到10万头，所有其他参数与例1相同。

例5与例2相同，测试100万头猪，但只有25%的猪肉到达消费者手中是新鲜的，其中只有1%被生吃或未煮熟食用。

例6与例2相同，但对所有的猪在屠宰时进行检测，其中有1头是阳性。

例7为非受控舍饲条件下饲养的小型猪群，皆在屠宰时进行检测，其中36头呈阳性。这说明相较于受控舍饲条件下饲养的更大猪群，小型猪群存在疫病感染潜在风险。

2.2.1.5　结果

每个例子的不同情况和结果见表2-2，计算这些产出的模型见附件1。

例1至例4的结果见图2-1和表2-3。该模型显示，随着受试动物数量的增加，烹饪后被感染的平均就餐数按比例下降。

表 2 - 2　7 种情况下每百万份食物中感染旋毛虫的数量

例子	屠宰的猪的数量（头）	接受测试的猪的数量（头）	测试结果为阳性的数量（头）	鲜肉零售量的百分比（%）	消费者吃未煮熟的或生肉的百分比（%）	残留感染的部分（份）	每百万份食物中的感染概率（%）
1	100 000 000	1 000 000~100 000 000	0	50	2	666 000 - 7	16.7 - 0.017
2	10 000 000	1 000~1 000 000	0	50	2	66 600 - 67	16.7 - 0.017
3	1 000 000	1 000~1 000 000	0	50	2	6 660 - 7	16.7 - 0.017
4	100 000	1 000~100 000	0	50	2	666 - 7	16.7 - 0.017
			分为零售鲜肉比例较低和消费者未充分烹调两种情况				
5	10 000 000	1 000 000	0	25	1	17	0.004 25
			1 头猪检测旋毛虫呈阳性的样本				
6	10 000 000	10 000 000	1	50	2	133 200 - 133	33.3 - 0.033
			来自非受控养饲条件下的样本，旋毛虫检测呈阳性的猪				
7	13 000	13 000	36	50	2	321	61.7

该模型还显示，利用例1至例4，将测试灵敏度从70%降低到50%，对特定水平的测试结果影响不大。

表2-3 假设没有动物检测出阳性*，烹饪后被感染的平均就餐数的变化（50%～70%）

受试动物的数量（头）	测试灵敏度		
	50%	60%	70%
1 000	19.98	16.65	14.272 5
10 000	1.999 75	1.667 5	1.427 5
100 000	0.2	0.166 75	0.142 5
1 000 000	0.02	0.017 5	0.015

注：*假设屠后胴体有400份猪肉可食用；用于新鲜猪肉销售的占屠后胴体的50%；其中2%的膳食可能因烹饪而变得不安全。

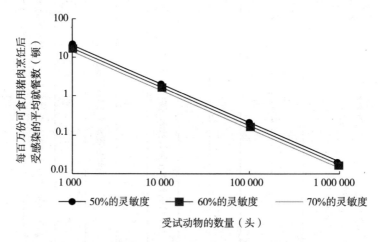

图2-1 假设没有动物检测呈阳性*，烹饪后被感染的平均
就餐数变化取决于检测灵敏度（50%～70%）

注：*假设屠后胴体中有400份猪肉可食用；用于新鲜猪肉销售占屠后胴体的50%；2%的膳食可能烹饪而变得不安全。

表2-4 假设1头动物检测呈阳性*，烹饪后被感染的平均就餐数变化取决于受试动物的数量

受试动物的数量（头）	60%的灵敏度	
	0头动物呈阳性的可能性	1头动物呈阳性的可能性
1 000	16.7	33.3
10 000	1.67	3.33
100 000	0.167	0.333
1 000 000	0.017	0.033

注：*假设屠后胴体中有400份猪肉可食用；用于新鲜猪肉销售的占屠后胴体的50%；2%的膳食可能因烹饪而变得不安全，测试灵敏度为60%。

图 2-2 和表 2-4 显示了 1 头动物试验呈阳性（例 6）与没有动物试验呈阳性（例 5）的比较结果。这些值表明，如果大量动物（100 000～1 000 000头）同时接受测试，在 60％ 的测试灵敏度下，可食用部分被感染的平均数量可能不会有很大差异。

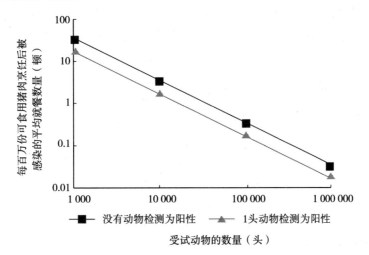

图 2-2　假设 1 头动物检测呈阳性*，烹饪后被感染的
平均就餐数变化取决于受试动物的数量

注：* 假设屠后胴体中有 400 份猪肉可食用；用于新鲜猪肉销售的占屠后胴体的50%；2% 的膳食可能因烹饪而变得不安全，测试灵敏度为 60%。

该模型反映的是消费者吃到含有肌幼虫的肉的平均数，如果测试猪群中持续存在感染猪，则可反映出感染的猪的数量。模型也应显示潜在感染的胴体数量，因为每个胴体分割部位的数量以及每个胴体拟加工部位的数量可能存在差别。

2.2.2　持续验证可忽略风险的猪舍

一旦建立可忽略风险猪场，保持猪场舍饲条件进而维持可忽略风险状态至关重要。通过单独或组合使用不同方法，可以确认因此种保持而处于何种公共卫生状态：

- 参考养殖场一级的审计结果，注意到审计可能由公共卫生主管部门以外的主管部门负责。
- 使用世界动物卫生组织（2018）推荐的试验方法，在受控舍饲条件下对生猪种群进行监测。
- 监控受控舍饲条件的猪场外的猪。

- 建立健全的公共卫生监测和报告系统，上报本土的人类病例。
- 本次专家会议未对验证维持猪场可忽略风险的不同方法进行评估。维持"可忽略风险猪场"，基于风险和低成本的方式是重要组成部分，并将成为下一次专家会议的主题。
- 在这种情况下，先前的经验，例如，过去检测的动物数量、检测操作的质量、检测结果的判读和人旋毛虫病的发病率等，可能会使检测胴体的数量减少。

2.2.3　结论

通过参考不同控制场景的输出，风险管理者可以选择控制措施，以建立可忽略风险猪场，提供国家层面所需的消费者保护水平。

- 显然，需要对大量的猪进行测试，以将残余风险降低到非常低的水平。然而，从某一方面说，对额外的猪进行试验可能不会进一步有效地降低残余风险，因此可能不会进一步显著改善公共卫生效益。
- 需要开展更多工作来补充这次专家磋商的成果。该模型在使用输入参数方面是保守的（例如，食入一个肌幼虫会导致人类疾病），额外建模将更清楚地表明商定的测试水平更有利于检测出残留风险的优点。此外，还需要进行额外的调查和建模，以支持公共卫生决策，确保根据不同的措施（例如，屠宰场测试、审计、人类监测和其他参数）维持可忽略风险猪场。

在2.3.3中还可以找到更具普适性的结论和建议。

2.3　基于风险控制猪群旋毛虫的方法

2.3.1　公共卫生和贸易中的旋毛虫

2.3.1.1　旋毛虫对人类健康的影响

人旋毛虫病是一种食源性疾病，由食用家畜或野生动物（如猪、马、野猪、犬、海象、狐狸和熊，仅限肉食性和杂食性动物）的生肉或未经充分处理的肉中含有的旋毛虫幼虫引起。肉用动物源通常呈无症状或隐性感染，因此在动物及其肉中控制旋毛虫感染非常困难，但其是一个重要的公共卫生问题。报道的旋毛虫病病例表明，临床症状的范围可以从轻微的非特异性症状到严重疾病甚至死亡。1986—2009年，全球41个国家报告了65 818例人旋毛虫病病例和42例死亡病例（Murrell和Pozio，2011）。

世界卫生组织食源性疾病负担流行病学参考小组（WHO，2007；Torgerson等，2014）评估了人旋毛虫病的负担为每年在10亿人中全球伤残调整寿命年（DALY）为76，世界各地发生的情况不均衡（Devleesschauwer等，

2015)。鉴于目前对世界各地疾病监测系统的了解，旋毛虫病的报告可能是低估了与旋毛虫相关的实际疾病负担。然而，与其他食源性寄生虫病相比，旋毛虫病全球疾病负担似乎相对较低，例如，食源性弓形虫病或囊性棘球蚴病，每种疾病都可导致伤残调整寿命年增加数十万（Torgerson，2013；Devleesschauwer 等，2015）。在食源性寄生虫的国际排名中，猪肉中的旋毛虫在公共卫生方面位列前 10 位（第 9 位），在贸易重要性方面位列第一。其他旋毛虫属在公共卫生重要性方面排名第 17 位，在贸易重要性方面排名第 7 位（FAO/WHO，2014）。

对食用家猪肉导致人旋毛虫病暴发的研究表明，在所有病例中，家猪都是在后院或自由放养系统中饲养的，而不是在受控舍饲条件下饲养的（Pozio，2014）。2012 年的另一项研究发现，"在欧盟，很少能从猪肉中检测到旋毛虫，所有成员报告的阳性结果都来自在非受控舍饲条件下饲养的猪"（EFSA - EC-DC，2014）。

2.3.1.2 猪群中的旋毛虫

旋毛虫仅通过肉传播，猪肉被认为是人类感染的主要来源。在一段时期内，从欧洲和美洲分离出旋毛虫的家猪主要来自非受控舍饲条件下饲养的猪群（Pozio，2014）。来自 23 个国家（阿根廷、白俄罗斯、波斯尼亚和黑塞哥维那、保加利亚、加拿大、爱沙尼亚、芬兰、法国、德国、希腊、匈牙利、意大利、拉脱维亚、立陶宛、波兰、马其顿、墨西哥、黑山、罗马尼亚、塞尔维亚、斯洛伐克、西班牙和美国）的数据显示，超过 2 亿头猪在受控舍饲条件下检测呈阴性。对于这些国家中的许多国家来说，在非受控舍饲条件下检测呈阳性的猪很常见，详情见附录 4。此外，Pozio（2014）指出，没有已知的、记录在案的人旋毛虫病病例是因为食用了受控舍饲条件下饲养的猪的肉。

除上述汇总数据外，2010—2011 年在中国河南省进行的一项研究发现，规模化养殖场没有旋毛虫感染，散养猪和小型农场饲养猪的旋毛虫流行率分别为 3% 和 10%（Cui 等，2013）。在泰国，仅在山地部落自由放养的猪中记录了旋毛虫感染（Kaewpiton 等，2008）。同样，越南北部也仅在自由放养的猪中记录了旋毛虫感染（Thi 等，2010）。有一篇非洲论文报告说，在津巴布韦的商业养猪场受控舍饲条件下饲养的 7 446 头经过测试的猪的屠后胴体中未发现旋毛虫（Vassilev，1999）。

2.3.1.3 猪肉的全球贸易

由于国际贸易中存在大量的猪和猪肉，旋毛虫检测在许多国家具有重要的经济地位。2011 年，生猪出口达 3 600 多万头、猪肉达 1 200 万吨，仅猪肉的价值就超过 370 亿美元（联合国粮食及农业组织统计数据库，2014。http：//faostat3.org/home/E）。出口猪肉的国家生产来源广泛、养殖规模可观。在许多猪肉生产国，猪肉仍然来自小型家养猪群，其中16％的养殖场年屠宰量在10 000头以下，40％的年屠宰量在100 000头以下（表2-5）。同样，有50个国家记录的出口量每年低于10 000吨（表2-6）。因此，为确保食品安全和保护消费者健康而制定的任何标准都需要采取基于风险的方法，以避免不必要地限制贸易。

表2-5 2010年各国每年屠宰的猪

每年屠宰的猪的数量（头）	国家数（总数＝186）
0～10 000	30
10 001～1 000 000	45
100 000～1 000 000	47
1 000 000～10 000 000	45
10 000 000～100 000 000	17
＞100 000 000	2

资料来源：GLiPHA—联合国粮食及农业组织全球家畜生产及卫生图集，http：//kids. fao. org/glipha/。

值得注意的是，表2-5中的屠宰数量是指每个国家屠宰的猪的总数。这些猪通常是国家畜群的一个子群体，该子群体的规模及其在国家畜群中的比例因国家不同而异。

表2-6 2010年各国每年出口的猪肉量

每年出口的猪肉数量（吨）	国家数（总数＝75）
1～1 000	37
1 001～10 000	13
10 001～100 000	9
100 000～1 000 000	13
1 000 000～10 000 000	3

资料来源：联合国粮食及农业组织统计数据库。

2.3.1.4 控制旋毛虫的国际标准的发展过程

2010年，食品卫生法规委员会第42届会议将肉中旋毛虫的控制与肉中牛带绦虫的控制并列为优先工作。确定优先次序的依据是旋毛虫病对于许多国家公共卫生来说仍然属于重要风险，关于控制措施的争论在贸易中造成了相当大的问题。这随后反映在联合国粮食及农业组织/世界卫生组织对食源性寄生虫的排名中，就贸易问题而言，猪肉中的旋毛虫排名最高（FAO/WHO，2014）。根据正在进行的控制特定人兽共患寄生虫的总括工作计划，食品卫生法规委员会开始制定指南草案。

世界动物卫生组织一直致力于更新《陆生动物卫生法典》中关于"第8.7章 旋毛虫感染"的内容，最新版本于2016年修订并通过（OIE，2019a）。在这项工作中，国际食品法典委员会和世界动物卫生组织之间进行了高度协作。世界动物卫生组织标准包括在受控舍饲条件下建立具有旋毛虫感染"可忽略风险"饲养家猪的猪场概念。受控舍饲猪场是指一个小动物群可容纳在一个或多个场所，通过共同的生物安全管理系统与其他易感种群分离，并与感染有一种或多种传染病的具有特殊健康状态的动物分离，需要进行必要的监测，生物安全和控制措施已用于国际贸易或疾病预防和控制。猪肉的国际贸易也离不开生物安全和控制措施（OIE，2019b）。

虽然世界动物卫生组织标准涵盖了对养殖场旋毛虫控制的规定，同时国际食品法典委员会标准涵盖了对确保消费者健康的规定，但如果要基于风险分析有效控制寄生虫，需要综合应用两个标准。

2.3.1.5　基于风险的方法

2.3.1.5.1　基于风险的控制

对动物或人类健康采取基于风险分析的方法包括决定和控制措施，建立在对健康影响的概率和严重性基础上。国际食品法典委员会将食品安全风险描述为食品中的危害影响健康的概率和影响的严重程度。同样，世界动物卫生组织将食品安全风险定义为不良事件或对动物或人类健康的影响发生的可能性以及可能产生的生物和经济后果的程度。对于旋毛虫，控制措施可包括：

- 养殖场层面的生物安全控制，以减少猪感染的可能性。
- 食品安全控制，在屠宰场进行检测，以检测是否存在受感染的猪。

国际食品法典委员会标准与世界动物卫生组织标准所述一致，对在受控舍饲条件下饲养的家猪建立和维持一个旋毛虫感染"可忽略风险"的猪场制订了标准。

2.3.1.5.2　基于风险的案例发展

随着在养殖场和屠宰后控制旋毛虫的国际标准的不断修订，公共卫生当局希望国家做出保护公共健康的风险管控决定，如果样品有不同的选择来源，则可以制定更好的控制措施。这些例子也将有力地为食品卫生法规委员会正在制定的肉中旋毛虫控制指南的最终确定提供信息。

2.3.2　风险模型的应用

2.3.2.1　确定"可忽略风险"猪场提供的消费者保护水平

世界动物卫生组织标准（OIE，2019）描述了在受控舍饲条件下饲养的家猪中建立和维持旋毛虫感染"可忽略风险"的猪场。

在综合风险管理环境（动物健康和公共卫生）中，有3个主要方面影响"可忽略风险"的完整性，而对于消费者公共健康来说，风险来自饲养在"可忽略风险"猪场的猪：

- 动物卫生当局在两年设置期内对猪场进行生物安全审计的信息。
- 历史屠宰场屠体测试信息（以及可能未知的生物安全状态）。
- 来自猪场外动物和野生动物的监控信息。

世界动物卫生组织准则规定，动物卫生管理局在决定猪场的特点和实施养殖场审计计划时，应考虑所有信息来源。每个信息来源的相对权重（图2-3）在不同的国家中可能会有所不同。

相比之下，公共卫生当局将主要考虑在"可忽略风险"猪场的两年设置期内获得的信息，以确定猪场是否会提供预期的对消费者的保护水平（图2-3）。公共卫生当局在做出此决定时也可利用其他信息来源，如可用的人类健康监测/追溯数据和历史屠宰场测试数据。公共卫生部门的决定应与动物卫生部门沟通。

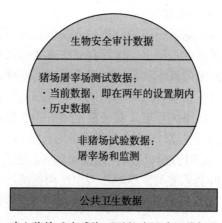

图2-3 建立猪旋毛虫感染"可忽略风险"猪场的信息来源

2.3.2.2 "可忽略风险"猪场的维护

公共卫生当局希望通过建立"可忽略风险"猪场所提供的公共卫生保护水平能够随着时间的推移继续实现。原则上，可以实施任何确保与公共卫生当局预期结果相当的公共卫生措施。这些选项如图2-4所示。可从可能发生的任何人类疾病中寻找追溯信息，以确定是否涉及在受控舍饲条件下饲养的猪。

2.3.2.3 对于旋毛虫风险模型的描述

建立这一风险模型的原因是为了保护消费者健康，对猪旋毛虫控制措施的影响进行相对量化。"相对"一词在这里很重要，风险因素的大小由数字量化，

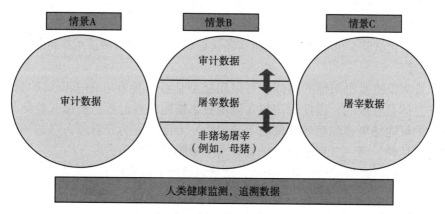

图 2-4 公共卫生当局在维护猪旋毛虫感染"可忽略风险"猪场
期间确保公共卫生保护所用信息来源的不同场景

该数字不是绝对的，而是统计的，描述了"潜在或可能"的风险。

风险模型由两部分组成：动物试验模型（Butler 和 Devleesschauwer，未出版）和食物途径模型（Ryan 和 Hathaway，未出版）。动物试验模型将猪可能感染的估计患病率数据提供给食物途径模型，然后用该模型估算消费者的风险。它是一个确定性或点估计模型，因此输入的是单值而不是分布。这样做的好处是简化了模型；不利的方面是，它不允许考虑在输入方面有明显的可变性。然而，这种方法被认为是比较恰当、简便的方法，说明了在保护消费者健康方面，建立一个"可忽略风险"猪场的影响是可以量化的。

图 2-5 为估计消费者风险的模型简化流程。附件 1 中提供了模型的详细说明。

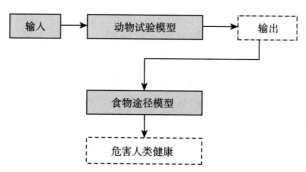

图 2-5 用于估计消费者风险的模型简化流程

2.3.2.3.1 动物试验模型

（1）概述。动物试验模型根据抽样统计数据和诊断试验的敏感性，估计屠宰群体中感染猪的可能流行率[①]。就本建模活动而言，评估敏感性和特异性特征的试验是《OIE 陆生动物诊断试验和疫苗手册》（OIE，2018）第 3.1.20 章所述的消化试验。世界动物卫生组织还认识到，血清学检测适用于猪旋毛虫感染的监测。

检测没有检出阳性的胴体，可以用模型估计可能存在的感染猪的数量。由于总体是有限的，因此使用超几何函数来描述采样过程。根据试验结果推断出的可能感染猪的估计数量的不确定性一方面是因为只对总人口的一部分进行了抽样，另一方面是因为试验方法中敏感性的缺陷。

（2）动物试验模型的取样输入。动物试验模型的取样输入见表 2-7。

表 2-7　动物试验模型的取样输入*

输入	数值
猪场中的屠宰数量	10 000～100 000 000 头
屠宰猪的检测比例	0.1%～100%
检测呈阳性的屠宰猪的数量	最大值为 1 头
消化试验的敏感度	40%～70%（专家意见）
测试的特异性	100%

　*监测数据可能包括血清学检测数据。在充分的质量保证下，ELISA 可以实现 97.1%～97.8%的灵敏度和 99.5%～99.8%的特异性（Frey 等，2009）。

- 猪场内屠宰猪的数量将是可变的，取决于国家或地区定义的"可忽略风险"猪场的范围。
- 测试猪的比例需要达到一定的水平来保证公共健康。这一比例是之前的计划使用过的或风险管理者决定的。
- 该模型主要用于在所有检测结果均为阴性时估计消费者可能面临的风险。然而，该模型的应用框架包括这样一种情况，即猪场中的 1 头猪可能检测为阳性，这也是可能发生的真实情况。专家们认为，在"可忽略风险"猪场内存在任何 1 次及以上的阳性检测结果都将明确表明生物安全失败，同时该模型在说明公共卫生保护水平方面的有效性会降低。

（3）检测灵敏度和特异性。在本书中，敏感性是指通过在特定大小和来源地的肌肉样本中收集和鉴定一个或多个幼虫，消化试验检测畜体中旋毛虫感染的可能性。国际旋毛虫病委员会（ICT）和世界动物卫生组织指南规定的最低

---

　① 这里使用的是"可能流行率"而不是"实际流行率"。在统计学中，实际流行率可以通过抽样数量和诊断检测结果来估算；但是，先前多年对屠宰群体监测均为阴性表明，统计学估算的流行率并非真实值。

质量保证标准需要达到特定的灵敏度水平。质量保证措施包括经批准和验证的消化方法，从猪的横膈膜、舌头或咬肌中提取大于或等于 1 克的样本，并经过训练有素的分析员定期验证 (Gajadhar 等，2009)。

不同的研究报告了消化试验灵敏度的差异。使用从 15 头试验性感染低剂量旋毛虫的猪身上提取的 1 克样本的复制品，通过消化试验检测到的阳性比例为 40% (8/20 样本中每克含有 0.01~0.09 条肌幼虫)、73% (49/67 样本中每克含有 1.0~1.4 条肌幼虫)、67% (16/24 样本中每克含有 1.5~1.9 条肌幼虫) (Forbes 和 Gajadhar，1999)。早期的一项研究使用了更少的样本（每克含有 0.88~1.5 条肌幼虫），分别报告了 0/4 和 3/4 样本的阳性结果 (Gamble，1998)。在这两项研究中，高达 10% 的样本在 1 克样品中检测到大于等于 3 条肌幼虫。将样本量增加到 3~5 克，可以在样品中检测到大约每克 1 条肌幼虫。然而，为了检测感染水平较低的胴体，需要检测大量样本，以达到同等的灵敏度水平。相反，当每克肌肉中肌幼虫的载量超过 1 条时，取样超过 1 克就可能会检测出所有感染的猪。

从这些研究中，使用合适的 1 克样品进行消化试验，灵敏度为 40%~70%。对于 1 克样本，要达到高于约 70% 的灵敏度，最大的限制因素似乎是组织内肌幼虫的自然、不均匀的分布。

风险模型假设 100% 的特异性，即按照国际旋毛虫病委员会 (Gamble 等，2000) 所述，在充分保证质量的情况下进行测试。

2.3.2.3.2　食物途径模型

(1) 概述。食物途径模型使用动物试验模型的输出，即屠宰群体中受感染猪的可能患病率，来生成公共健康风险估计。各种描述可用于风险估计，例如，每 100 万份潜在感染的平均就餐数和每 100 万头屠宰猪潜在感染的平均就餐数。可以使用不同的描述来促进将模型的结果传递给不同的消费者，并将 1 头猪胴体可能存在的风险（根据专家意见，可能有 200~600 份餐食）转化为每餐或每次进食的风险。虽然风险管理者可能希望了解这两个方面的信息，但消费者可能更容易根据每餐可能出现的问题来了解他们面临的风险。

(2) 食物途径输入。食物途径模型的输入如表 2-8 所示。这些范围是基于专家意见得出的。世界各地可能存在巨大的差异，所以很难确定众多国家的平均值。这突出了在全球解决此类问题的局限性。在国家层面采用这种方法，或一小部分定义明确的国家采用这种方法，将意味着可以更好地描述输入，以反映这些国家的情况。

在不同的国家环境中，未经任何工业处理的猪肉，其肌幼虫灭活率明显不同。欧洲牲畜和肉类贸易联盟 (UECBV) 估计，15%~17% 的猪肉作为鲜肉销售，15%~17% 作为冷冻猪肉销售，60%~66% 作为加工猪肉销售，其中加工猪肉的销售包括 30％的熟香肠、20％的熟火腿、10％的干火腿和 25％的其他产品（De Smet，个人通信）。美国国家猪肉生产者委员会（2009）报告称，火腿占美国加工猪肉产品消费的 40％，香肠占消费产品的 25％。

表 2-8　食物途径模型的输入

输入	数值
没有经过工业（包括零售业）灭活幼虫处理的猪肉的百分比	20％～80％（专家意见）
1 头猪胴体的食用数量	200～400 顿（专家意见）
未被消费者进行任何灭活幼虫处理的猪肉的百分比	0.5％～5％（专家意见）
来自受感染猪胴体的餐食中，可能含有足够的幼虫感染消费者的百分比	未知（保守输入 100％）

（3）剂量反应。会议了解到，只有一本以感染流行数据为基础的出版物涉及猪肉中旋毛虫的人体剂量反应关系（Teunis 等，2012）。在 8 次感染流行结果的基础上可建立剂量反应模型。模型表明，旋毛虫对人体传染性极强，经计算得出，半感染剂量的中位数是 150 条肌幼虫。这篇论文同时指出，一份含有 200 条肌幼虫的 100 克食物在消化试验检测中未必显示异常。

在风险模型中应用剂量反应模型不仅需要知晓感染率，而且还需要了解肌幼虫的实际数量。如本书他处所述，旋毛虫不仅出现在畜体内的易感部位，而且还能非均匀地分布在整个胴体内（Ribicich 等，2001；甘博，1998，2001）。研究或可利用剂量反应信息。若想正确使用剂量反应曲线，需要将本研究中使用的简单确定性模型转换为概率模型。

2.3.3　由"可忽略风险"猪场提供的消费者保护水平建模实例

2.3.3.1　模型输入数据

该模型旨在阐明消费者健康保护水平。关键考虑因素为需要进行多少检测，以证明"可忽略风险"猪场能保护消费者健康，且猪场防护等级合适，被风险管理者认可。需要强调，此处所指的检测并非控制措施，而是验证已实施控制措施保护效果是否充分的手段。也就是说，检测目的不是限制肉类中旋毛虫数量，而是证明或核实所有已实施控制措施是否得到充分贯彻，是否已达到要求的消费者健康保护的水平。

因此，在建设"可忽略风险"猪的背景下，检测数据提供了控制措施与其成效之间的联系。

动物试验模型和食物途径模型的输入数据见表 2-9。应当指出的是，在全世界范围内应用该模型存在诸多挑战：为使模型覆盖世界各地截然不同的各种情况，许多数据要么过于笼统，要么本质上过于保守，其可能范围详见表2-8。经专家会议同意，表2-11所列的一系列估计量也可作为模型输入数据使用，但仅可用于说明目的。

表 2-9　在创建样例时所使用的模型输入数据，旨在说明如何建立"可忽略风险"猪场 *

模型	输入	数值
动物试验模型	屠宰群数量及样本比例（检验呈阴性）	10 000～100 000 000 头
	诊断测试的灵敏度	70%（2.3.3.3 中的例子除外）
食物途径模型	未对幼虫进行工业（包括零售业）灭活处理的猪肉百分比	50%
	从猪胴体中摄取的猪肉数量，假设每份为150克	400 份
	消费者未对幼虫进行灭活处理的猪肉百分比	0.5%
	受感染猪所供猪肉均含足量致病旋毛幼虫的概率	100%

* 监测输入数据可能来自血清测试。在充分保障质量的情况下，ELISA 的灵敏度达到 97.1%～97.8%，特异性达到 99.5%～99.8%（Frey 等，2009）。

两种感染情况被纳入考量。第一，所有猪受检都呈阴性；第二，若已屠宰动物样本中有一例阳性，通过动物试验模型会得出估值。

2.3.3.2　潜在感染猪的概率分布

若受检屠宰样本占总屠宰样本（1 000 000 头猪）的 10%、50% 或 100% 且都呈阴性，则该屠宰群体中潜在感染猪数量的概率分布如图 2-6 所示（本例设置的检测灵敏度为 70%）。可以看出，上述取样方案感染概率为零（即没有猪感染旋毛虫）是可能性最大的结果。然而，由于抽样的不确定性和检验的不完善性，从统计学角度看，永远存在少数感染猪未被发现的可能。取样猪数量占总屠宰猪数量比例越大，感染猪存在的可能性越小。值得点明的是，这一发现适用于任何规模的屠宰群。

2.3.3.3　不同检测灵敏度下潜在感染猪数量与该数量出现概率的变化

图 2-7 说明了抽样比例为 50% 时检测灵敏度变化对潜在感染猪数量及该数量出现概率（单位：每百万头）产生的影响。可以看出，提高检测灵敏度对增加潜在感染猪发现概率帮助不大。该情况在其他规模不同、所应用抽样比例不同的畜群中也大致成立。

2.3.3.4　输入不同畜群规模数据和样本比例数据后产生的潜在感染猪数量变化

动物试验模型的作用是为不同规模（从 1 万头到 1 亿头）和不同抽样比例

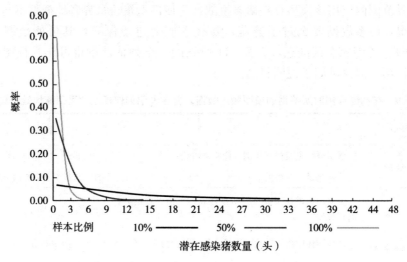

图 2-6　当 10%、50% 和 100% 的样本检测均为阴性时，含 1 000 000 头猪
　　　　的屠宰群中潜在感染猪数量的概率分布情况

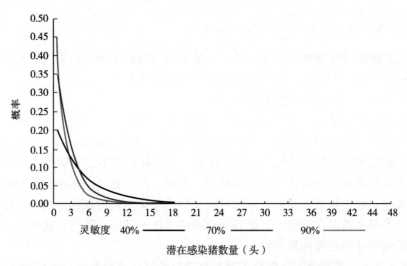

图 2-7　总规模 100 万头、取样比例 50% 的猪群中，检测灵敏度
　　　　变化对潜在感染猪数量及该数量出现概率的影响

（从总体的 0.1% 到 100%）的畜群生成潜在感染率估计矩阵，结果表示每百万
头猪中潜在感染猪的占比（表 2-10）。结果沿用传统单位，即以百万作分母，
分母也可改为其他数字（例如，1 万）。

　　表 2-10 说明，从统计学角度而言，阴性猪群中存在感染猪的概率与总数
量和采样比例是成比例的。小猪群需进行更高比例的抽样检测，才能证明其感

染情况与抽样比例相对少的大猪群位于同一水平。理解这一点可能颇具挑战性。尤其是有关小猪群的情况：若需证明小猪群的感染率较低，可能有必要对所有猪进行检测，只有在猪群规模极大的情况下，小比例采样后所获的阴性样本才能证明猪群中不太可能存在漏网感染猪。

表 2-10　不同猪群规模和采样比例下，样本呈阴性的猪群中
每百万头猪中潜在感染猪的平均数量

采样比例	潜在感染猪数量（头）				
	10 000 头	100 000 头	1 000 000 头	10 000 000 头	100 000 000 头
0.1%	118 970	11 897	1 190	119	12
1%	13 908	1 391	139	14	1
10%	1 326	133	13	1	0.1
20%	614	61	6	0.6	0.06
50%	186	19	2	0.2	0.02
90%	59	6	0.6	0.06	0.006
100%	43	4	0.4	0.04	0.004

将上述结果导入食物途径模型，得到公共卫生风险估值。比较各种抽样方案产生的风险估值，便可得知不同方案是否对公共卫生具有同等保护效力（见 2.3.3.6）。

2.3.3.5　食物途径模型输出的公共卫生风险估值

将动物试验模型导入食物途径模型。食物途径模型的作用是对公共卫生风险进行估值，并说明其大致位置排名。表 2-11 通过"每百万份猪肉膳食可能导致的人类病例数"来描述风险。表 2-12 通过"每百万头屠宰猪可能导致的人类病例数"来描述公共卫生风险。

出于对人类健康的考虑而设计的食物途径模型，其特有模型输入数据如下：①未经任何工业（包括零售业）处理的猪肉的百分比（此类处理可使肌幼虫灭活率达到 50%）；②1 头猪所能提供的猪肉膳食份数（假设 1 份食物的大小为 150 克）；③未经消费者处理的猪肉的百分比（此类处理可使肌幼虫灭活率达到 0.5%）；④感染猪肉膳食致人患旋毛虫病的概率为 100%。计算过程：$400 \times 50\% \times 0.5\% = 1$，即潜在猪病例与潜在人类病例比例为 1:1。如果专家们输入了表 2-8 所列其他潜在值，那么表 2-10 和表 2-12 的风险描述赋值就会随之变化。由此可见，此类例子本质具有的说明性再次得到强调。

表 2-11 通过估计不同抽样方案可能导致的人类病例数平均值（单位：每百万份，例），说明了不同控制手段的不同效果。例如，取 100 万头猪中的

1%为样本，若检测结果均为阴性，则意味着每百万份膳食所致人类病例数将小于1。如表2-12所示，若想保证每百万头屠宰猪所致人类病例小于1，则需要对100万头猪的90%、1000万头猪的20%或1亿头猪的10%进行检测，以证明"可忽略风险"猪场和相关控制措施的有效性。若猪群容量小于100万头，则需在建立"可忽略风险"猪场时对所有猪进行100%的检测。

表2-11 通过"每百万份猪肉膳食可能导致的人类病例数"风险赋值描述
对人体健康的潜在风险所得平均估值

采样比例	人类病例数				
	10 000头	100 000头	1 000 000头	10 000 000头	100 000 000头
0.1%	297	30	3	0.3	0.03
1%	35	3	0.3	0.03	0.003
10%	3	0.3	0.03	0.003	0.000 3
20%	2	0.2	0.02	0.002	0.000 2
50%	0.5	0.05	0.005	0.000 5	0.000 05
90%	0.1	0.01	0.001	0.000 1	0.000 01
100%	0.1	0.01	0.001	0.000 1	0.000 01

＊所输数据以表2-9为基准。

表2-12 通过"每百万头屠宰猪可能导致的人类病例数"风险赋值描述
对人体健康的潜在风险所得平均估值

采样比例	人类病例数				
	10 000头	100 000头	1 000 000头	10 000 000头	100 000 000头
0.1%	118 970	11 897	1 190	119	12
1%	13 908	1 391	139	14	1
10%	1 326	133	13	1	0.1
20%	614	61	6	0.6	0.06
50%	186	19	2	0.6	0.02
90%	59	6	0.6	0.06	0.006
100%	43	4	0.4	0.04	0.004

＊所输数据以表2-9为基准。

上述示例说明了如何使用检测数据将控制措施的影响转化为对消费者健康保护水平的描述。该模型本质趋于保守，应将其视为实际公共卫生保护水平的下限。若已知无人感染，那么实际的公共卫生保护水平大概率远超模型预测数据，甚至可能高达100%。模型在现阶段还无法涵盖这种情况，但将来若能建立一个包含"已知感染情况"的模型，或许能够证明这种说法的正确性。

2.3.3.6 创建风险"等值线"

比较各抽样方案的产出结果，可了解不同方案在何种情况下对公共卫生具有相同保护水平。换而言之，各种不同的抽样方案都能对特定强度的公共卫生保护水平（例如，要求每百万头屠宰猪所致病例数小于等于1）进行阐释。公共卫生保护水平由等值线表示。表2-13中的灰色阴影单元格即为阐释成功的情况，其所对应猪群规模和采样比例都达到了预期的（即"每百万头屠宰猪所致病例数小于等于1"）公共卫生保护效果。

表2-13 每百万头屠宰猪所致人类病例数小于等于1的风险"等值线"示例

（灰色阴影区域）

采样比例	人类病例数				
	10 000 头	100 000 头	1 000 000 头	10 000 000 头	100 000 000 头
0.1%	118 970	11 897	1 190	119	12
1%	13 908	1 391	139	14	1
10%	1 326	133	13	1	0.1
20%	614	61	6	0.6	0.06
50%	186	19	2	0.2	0.02
90%	59	6	0.6	0.06	0.006
100%	43	4	0.4	0.04	0.004

＊所输数据以表2-9为基准。

从表2-13可以看出，较小的猪群（10 000头和100 000头）不在等值线范围内，因为即使采样率达到100%，也无法从统计学角度证明该猪群的健康保护水平能达到"每百万头屠宰猪所致人类病例数小于或等于1"。在此必须重申，这种情况的出现很大程度上是因为模型受到统计与检测灵敏度的限制。例如，表格呈现数据就受到了检测灵敏度（仅为70%）的限制。然而，实际上有关特定猪群的绝大部分阴性检验数据由管理动物或人类健康的官员记录（检测灵敏度通常高于70%）。

当然，决定何为"可接受风险"等值线是风险管理者的工作。例如，如果风险管理者的决定不趋向保守，认为可以接受"每百万头屠宰猪可致10个或以上人类病例数"，那么将有更多满足这一水平健康保护要求的采样方案可供选择。

2.3.3.7 发现单例阳性猪时，风险模型的产出结果

当检测时间跨度长且规模较大时，很可能会发现1个（或多个）检测结果

呈阳性的样本。根据世界动物卫生组织的规定，无论阳性检测结果表示真的出现了感染猪，或仅为误判，都可能使建立"可忽略风险"猪场受阻。表2-14所建模型描述的是与样本全阴猪群相比，样本单例阳性猪群对公共卫生的潜在影响。

比起大猪群而言，规模较小的猪群具有更高的潜在致病风险。也就是说，从公共卫生的角度来看，若能对养殖场进行足量追踪调查并获得大量阴性样本检测数据，即使存在单例阳性样本，养殖场设置的"可忽略风险"猪场或许仍然有效。

表 2-14 将样本全阴猪群与样本单阳猪群进行比较，每百万头屠宰猪给人类健康带来的潜在风险平均估值

采样比例	人类病例数									
	10 000 头		100 000 头		1 000 000 头		10 000 000 头		100 000 000 头	
	样本全阴	样本单阳	样本全阴	样本单阳	样本全阴	样本单阳	样本全阴	样本单阳	样本全阴	样本单阳
0.1%	118 970	238 005	11 897	23 800	1 190	2 380	119	238	12	24
1%	13 908	27 916	1 391	2 792	139	279	14	28	1	3
10%	1 326	2 752	133	275	13	28	1	3	0.1	0.3
20%	614	1 327	61	133	6	13	0.6	1	0.06	0.1
50%	186	471	19	47	2	5	0.2	0.5	0.02	0.05
90%	59	217	6	22	0.6	2	0.06	0.2	0.006	0.02
100%	43	186	4	18	0.4	2	0.04	0.2	0.004	0.02

＊所输数据以表2-9为基准。

2.3.3.8 分析：有关模型的部分不确定因素及其对模型结果的潜在影响

食物途径模型假设感染猪所供猪肉百分之百具有感染性，且每份受染猪肉都会导致一人患病。如2.3.3.5所述，此类值都具有高度保守性（即对潜在风险的估值偏高）。像2.3.2.2中提到的那种情况，已有其他数据表明，感染猪组织每克所携带肌幼虫数量差距大（Ribicich 等，2001；Forbes 和 Gajadhar，1999）。然而，人们很难获得有关致病剂量（即实际摄入的肌幼虫数量）的数据，因此很难了解一份含少量肌幼虫的膳食所具传染性等级。

图2-8旨在说明上述不确定性对模型结果的影响。该图未改变其他输入数据，仅对可致病感染猪所供猪肉具有感染性的比例做出调整。若感染猪所供猪肉必定致人患病（表2-13）且示例风险等值线含义被设置为（A 等值线）"每百万头屠宰猪所导致人类病例少于或等于1例"，则小猪群（小于100万头）对应数据将全部位于等值线左侧。也就是说，即使小猪群样本率达到

100%，也无法在统计学上保证它对公共卫生的保护水平达到 A 等值线的要求。

　　然而如果改变风险等值线含义（见 B 等值线），使其表示"某感染猪所供膳食只有 10% 携带了足量致病肌幼虫"，等值线则会大幅向左移动。在此情况下，样本全阴且采样比例高的猪群（尽管规模可能较小）也可视同达到"每百万屠宰猪仅致 1 例或更少病例"的公共卫生保护水平。

　　此研究在理论层面强调了风险模型对输入数据变化的敏感性，尤其是有关人类接触受染猪肉概率及剂量反应数据的变化。深入理解上述内容对清晰阐释控制措施与风险之间的联系大有裨益。输入模型的数据越经得起推敲，我们便对风险等值线的现实代表性越有信心。人们可以结合已知信息，将风险等值图与现实情况相对应。例如，如果知道摄入肌幼虫的数量，便能将剂量反应模型并入风险路径，从而确定感染人类的概率。

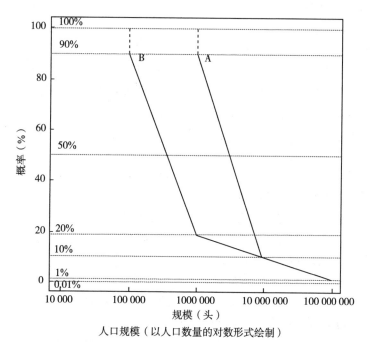

人口规模（以人口数量的对数形式绘制）

图 2-8　不同潜在风险和不同剂量反应对防护级别的影响
（该防护级别通过建立"可忽略风险"猪场和相关控制措施实现）

　　注：A 等值线表示不同猪群规模和不同抽样比例下，模型处理原始数据后产出风险估值（每百万头屠宰猪所导致人类病例少于或等于 1 例）。输入表示"人类接触旋毛虫后的临床感染风险或可能性"数据后所产生的影响由 B 等值线阐释。

　　若想使食物途径模型更好地反映现实情况，确认致病剂量中的肌幼虫密度

并将其应用于不那么保守的风险评估便十分重要。必须重申，风险评估的价值更多的在于其比较价值。例如，比较风险管理者为减少风险所用不同手段带来的不同风险、不同变化。

2.3.4　建模实例：建立"可忽略风险"猪场对消费者的保护效果

2.3.4.1　可用于描述特定消费者保护水平的方法

在建立"可忽略风险"猪场并明确其所达消费者保护水平后，保持该水平仍颇具挑战性。

为维持公共卫生保护水平，使其达到"可忽略风险"猪场建立阶段确定的理想水平，风险管理者和公共卫生官员需运用切实可行的手段，包括在建立阶段收集大量检测数据，也包括仅在有科学依据时继续进行后续检测（详参2.3.3）。为帮助相关人士进行良好实操，专家会议确定了如何避免从基于风险的检测渠道获取证据，并提供了其他检测渠道，同时讨论了特定抽样方案在现实检测中的实施方法。

会议指出，对风险管理者有帮助的信息包括：

- 旋毛虫病对全球产生的负面影响相对较小（Devleesschauwer 等，2015）。
- 证据表明，产生负面影响的主要原因是食用了非受控舍饲条件下养殖的猪及其他易感染猪（例如，野猪）。这类猪发病率远高于受控舍饲条件下养殖的猪，且通常难以察觉；受控舍饲条件下养殖的猪通常不存在感染问题（EFSA‑ECDC，2013，2014；Pozio，2014）。
- 为建立"可忽略风险"猪场所开展的监测的结果，为确保猪场内防护措施可靠性所进行的证明的结论。
- 在"可忽略风险"猪场建设阶段进行的监测和对其他事项的监测中获得了［如 EFSA 2014（每年 1.5 亿头猪）］越来越多的科学依据，证明受控舍饲条件是防止猪患旋毛虫病的强大保障。

除此之外，由公共卫生官员收集人类患病数据也是一种好的方法。人类患病数据的重要性在于，提升人类健康方面的数据质量能更好地定义剂量反应关系。尽管这可能颇具挑战性，因为旋毛虫病仍不是法定需强制上报的疾病。为达到该目标，风险管理者可以建立一个有力的人类病例监控系统，对所有病例来源进行日常追踪。考虑到上述全部方法，从风险的角度看，持续检验有限比例的猪群（较小猪群），最大限度保证大猪群感染风险可忽略，可能具有合理性。

2.3.4.2　对"可忽略风险"猪场内的猪采用部分检测法

如上所述，在确立"可忽略风险"猪场后，可以继续对"可忽略风险"猪场内余下的猪进行检测以持续证明公共卫生保护水平达标。随着时间的推移，可以通过逐渐减少检测数量来保证猪场保护水平的持续性，同时使保护力度维持在与猪场建立阶段几乎相同的水平。部分检测法也可用于已长时间生活在"可忽略风险"猪场内的猪。例如，在"可忽略风险"猪场内生活的母猪和公猪存活时间更长，因此接触旋毛虫的风险更大。现有数据表明，此类猪的相对感染风险约为育肥猪的两倍（Alban 等，2008）。

政府可以采用部分检测法继续测试。会议指出，该方法的关键在于累积多年检测数据。本书稿中所示建模方式可将此类数据纳入模型，便于结合累积多年的检测数据，估计猪群中可能存在的感染猪数量。这样，即使检测数量较少，模型也能产出与先前模型同等效力的估值。

建立上述模型的过程需要发挥主观意识，尤其是选择历史数据年份跨度的时候。已发表文献中缺乏有关年份跨度选择的指导；然而来自专家会议的建议称，3 年或许是合适的时间跨度。附录 5 中提供的例子说明了如何利用贝叶斯方法将 3 年间的数据进行结合。虽然这让人感觉测试可以随着时间的推移而减少，但会议认为仍有必要进一步探索建模选项，以更充分地考虑各类数据，特别是历史数据。

2.3.4.3　利用非受控条件下的猪的测试数据

对非受控舍饲条件下养殖的猪所产生的数据部分进行研究表明，室外饲养的猪比室内饲养的猪具有更高的感染风险（Nöckler 等，2004；Van der Giessen 等，2007；Pozio，2014）。Gamble 等（1998）发现，能接触到野生动物的养殖场比不能接触到野生动物的养殖场旋毛虫阳性率高 6 倍。其他研究也表明，与野生动物接触会给猪带来风险（Hill 等，2010；Pozio 等，2009）。通常而言，生物安全性越高，室外饲养猪与室内饲养猪相比具有的相对风险就越大。本次会议并未对此进行建模。若想实现该模型，可赋予"可忽略风险"猪场外的高风险阴性猪更高权重，使之高于"可忽略风险"猪场外低风险阴性猪的权重。若数据数量可观，便可在充分保障公共卫生的同时，大大减少"可忽略风险"猪场内猪的检测数量。

2.3.4.4　结论

为使猪场处于可忽略风险状态，提供具体公共卫生安全检测指导存在挑战。整体上，本次会议明确了此类挑战。在该情境下，检测应仅被视作一种验证手段，用以证明所实施控制措施是否恰当，虽然"检测本身就是一种控制措施"也具有可能性。检测也应包括其他有助于将消费者保护水平维持在期望区间的数据。检测同时可以对其他监测手段（例如，对农场内部控制措施展开审计）的施展频率起指导作用。会议强调，核心控制措施的有效性是持续保护公共卫生的关键。措施是否有效可以通过审计与针对性测试等多种方法进行验证。

2.3.5　讨论和建议

食品卫生法典委员会要求通过量化方式阐释何为"对受控舍饲条件下养殖的猪实施的基于风险的控制措施"。为满足这一要求，专家会议使用了一个简单确定性模型来评估消费者所面临的风险。该模型的主要作用不是确定绝对风险，而是说明在检测屠宰猪是否携带旋毛虫幼虫时，不同取样方案与公共卫生风险的关系。

由于输入动物试验模型数据的灵敏度不同，输入食物途径模型的每一节点的数据也有差异，所以本报告示例均仅起指示作用，对不同规模屠宰猪群的相对风险加以描述，实际风险估值需要根据国情考虑。在现实中，比起计算实际风险估值，了解猪群所携带旋毛虫与时下（或理想状态下）公共卫生保护水平之间的关系或许更为重要。

2.3.5.1　对"可忽略风险"猪场进行公共卫生风险估值

本文示例表明，如果建立"可忽略风险"猪场，则需对猪进行大量检测，以获得可充分证明公共卫生保护力度的足量阴性样本。实际检测数量取决于由不同国家各自选择的最低公共卫生保护水平（由风险管理者决定），也取决于是否能获得足量（如本例所示）检测结果。

尽管检测样本大小和猪群规模不同，但是此确定性模型对人类健康风险的平均估值仍遵循特定模式。这使得建模者在绘制屠宰猪群与抽样猪群比例图时，可基于该模式绘制等值线（或曲线）。建模者可根据风险管理者所定的可接受风险等级选择风险等值线（或曲线）。随后，该等值线便可与各类采样方案的模型输出结果相叠加。无论何种采样方案，只要达到了风险等值线所描述的公共卫生保护水平，就可被视作具有同等级的公共卫生保护力度。报告提供了有关风险等值线的示例，具体设定应由风险管理者视具体国情而定。

科学合理的控制措施有助于实现预期公共卫生保护效果，同时能破除对猪肉贸易的不合理限制。风险模型的输出结果清楚表明，风险控制措施对食品安全管控具有决策价值。然而，进一步改进风险模型数据可能减少模型输出的重要不确定源，如将食用前肉类携带肌幼虫数量以及人类剂量反应模型纳入考量。

应用此风险模型的输出结果还应考虑历史数据，尽管建立"可忽略风险"猪场时，这些数据可能还未开始积累。动物检测模型评估了阴性猪群中存在 1 头未被发现的感染猪的风险。这种评估之所以有意义，是因为从统计学角度而言，确实存在感染未被发现的可能——尽管可能性不大。然而，现实中一些国家积累的受控舍饲条件下养殖的阴性猪数据明确表明，这种可能性为"零"。2018 年，欧盟对超过 2.05 亿头猪进行了旋毛虫检测，其中有 248 头猪检测呈阳性。这些阳性猪无一是受控舍饲条件下生长的育肥猪（欧洲食品安全局，

2019）。如果希望在建立和维护"可忽略风险"猪场的过程中进一步减少样本数量，有必要将此情况纳入考量。当然，这不是建模的强制要求，风险管理者可选择性采纳。

2.3.5.2 关于目前食品卫生法典委员会草案中"对猪进行定量检测"规定的讨论

目前食品卫生法典委员会颁布了一项关于动物检测统计指标的草案，草案将"95％的置信度下，每100万头屠宰猪中阳性猪数量少于或等于1头"设为控制猪肉中旋毛虫的监测指标。该指标并非基于风险的指标。由本报告提出的模型可知，论证该指标存在挑战，特别是在猪群较小的情况下。因此，大多数与会专家认为，草案的这项规定不科学不合理，而且有损公平贸易，尤其是那些猪群规模普遍较小的国家之间进行的贸易。

2.3.5.3 局限性和注意事项

无论考虑得多么完善，统计计算所得估值最多也仅仅具有假设性，不一定能反映现实情况。估值的确可为决策过程提供有价值的数据，但不应脱离其他信息来源，仅对估值结果进行考量。风险评估者应确保风险管理者充分了解某一风险估值产生的特定背景，并将该估值与其他数据综合进行考虑。这里的"其他数据"包括前文提及的：一些国家可能在历史上曾检测出大量阴性数据。同时，必须考虑输入数据的局限性，因为模型输入数据质量对于模型输出结果质量具有决定性。局限性包括检测不完善、仅输入了阴性数据，或数据仅来自"可忽略风险"猪场内的猪。此外，模型的应用方式，即输出数据被视为相对风险还是绝对风险，也是需要考虑的一个重要因素。

在数据有限的情况下，将模型产出的估值视作对绝对风险的描述或许会使沟通极具挑战。尤其在估值的解释与多年监测所得数据指向差异巨大的情况下，挑战将尤为严峻。在微生物风险评估领域，人们已经为解决此问题付出诸多努力，包括用现实中的流行病学数据来固定风险模型。若将模型输出解释为相对风险估值，则可不用考虑每个情景的实际风险。这一做法能顾及不同模拟情景之间输出结果的差异，有助于克服绝对风险带来的问题。

2.3.5.4 结论和建议

专家会议得出以下结论：

- 基于风险的模型可帮助阐明消费者保护水平。对消费者的保护由一系列控制措施实现，如在建立"可忽略风险"猪场时采取的措施。

- 风险模型只是对现实的模拟。展示和应用该模型时，应始终结合其他有关风险管理的数据。

- 为证明对消费者健康的保护水平，需要大量来自"可忽略风险"猪场建立时期的抽样数据和检测数据，且其具体数量随猪群规模和抽样比例的不同而变化。

- 可用于佐证消费者保护水平持续性的数据来源多样，且新数据源有待进一步开发。在某些情况下，公共卫生部门可收集更多人类病例数据作为新数据源。

- 部分地区在数据获取方面有很大局限性，导致模型结果具有不确定性。如果能获得质量更高的旋毛虫接触数据和剂量反应数据，模型将得到改进。

专家会议提出以下建议：

- 风险管理者应了解，目前旋毛虫病风险模型主要应用在"可忽略风险"猪场的建立阶段，可用于比较各种公共卫生保护手段（例如，各种检测方案）的效果。若能获得其他相关信息，需在应用该模型时将其一并纳入考虑。

- 风险管理者应了解，应用受控舍饲条件和建立"可忽略风险"猪场是抑制旋毛虫病在猪群中传播的有效手段。这些方法由保护动物健康的权威机构提供。

- 国家或地区（或二者兼有）一级的风险管理者以及相关国际组织应进一步开展工作，了解针对养殖场的审计工作或针对屠宰场的有限监测工作（或二者兼有）是否足够有效，确保公共卫生保护水平达到预期且可持续。

- 联合国粮食及农业组织、世界卫生组织及国家一级的风险管理者应进一步开展工作，充分利用养殖场历史数据和"可忽略风险"猪场之外的数据，确保公共卫生保护程度持续保持在预期水平。

- 联合国粮食及农业组织和世界卫生组织应进一步发掘旋毛虫模型的潜能，以实现对该模型的完善（例如，纳入历史数据及部分国家现有的、多年累积的屠宰猪阴性检测数据）与核验，使其成为可供国家一级风险管理者使用的稳健工具。

- 联合国粮食及农业组织和世界卫生组织应进一步开展工作，为猪肉食品供应链中的商户提供"用户友好"的指导方针，讲解如何控制猪肉中的旋毛虫。方针可将本报告开发的风险模型纳入考量。

- 为保证公共卫生，食品卫生法典委员会拟订了诸多基于风险且科学合理的规定。规定涉及在受控舍饲条件下设立"可忽略风险"猪场并对其加以维护的各项事宜。

3 控制肉类中牛带绦虫： 基于风险的案例

3.1　用于控制肉类中牛带绦虫的食物链建模所需投入

用于控制牛肉中牛带绦虫的食物链建模所需投入见表 3-1。

表 3-1　用于控制牛肉中牛带绦虫的食物链建模所需投入

工序	农场情况	因素	数值	判断依据
农场	高发群体 低发群体 或亚群	屠宰后检验呈阳性	15%	来自科学文献
		屠宰牛的年龄		
		性别		考虑公牛和母牛
		饲养或管理类型等其他风险		
屠宰场		屠宰后检验呈阳性	15%	来自科学文献
		构成轻微感染动物的包囊数量	4个、6个或8个	
		屠宰后胴体的敏感性和特异性	2.0%、3.9%、4.7%	
		检测为阳性后的监管措施，要求烹煮受感染的胴体，切除轻微感染的部位		
加工		流通渠道		
		加工处理		
		鲜肉加工与配送后的比例	90%、95%	新西兰 10% 欧盟 90% 美国 90%

（续）

工序	农场情况	因素	数值	判断依据
		胴体可食用部分的量	1 300 份（1 份 150 克）	
		生吃或新鲜食用部分的比例	40%、10%	
顾客		食用时包囊存活或感染的百分比	100%	法国：一头未检测出感染的胴体估计可传染 10 人

3.2　基于风险控制牛带绦虫的案例

3.2.1　目的

所用模型旨在阐明，使用不同强度的宰后肉类检验体系，消费者面临的相对风险存在差异。风险管理人员由此可决定对感染程度不同的人群采取最适当的程序。

3.2.2　模型

此简易电子表格模型根据对已知规模的屠宰群体应用指定的宰后肉类检验体系，估计对消费者的残留风险。该模型详见附录 2。

对缺乏可用数据的输入参数应采用保守估计。但此模型并未考虑人的剂量反应，而是利用假设，即摄入肉中可食用部分的一个活性包囊会导致绦虫感染。

Van der Logt、Hathaway 和 Vose（1997）的基于风险评估模型，主要的模型参数是正在评估的肉类检验体系和检测到感染的动物数量。每套程序都对检测受感染动物有一定的敏感度。检验中测出的受感染动物不再流入市场，而未检测到感染的动物则继续留在食品供应链中。该模型采用对屠宰群体中受感染动物平均包囊数量（例如 1 年内）的估值、每头受感染动物的活体包囊百分比，以及未加工或处理以灭活寄生虫的受感染肉类的百分比来估计鲜肉中包囊的总重。

这一模型的后续步骤是依次减少活体包囊数量的干预措施。保守假设：每一个摄入的活体包囊都会导致感染，而模型的最终输出则是特定规模的屠宰群体预期导致的人类感染数量。

该模型的主要价值是说明"高发病率"与"低发病率"的屠宰群体相比所产生的残留风险（"低发病率"的亚群体也可能由畜群中的特定动物组成，如犊牛或公牛）。模型输出表明，在"低发病率"人群中使用低强度和高强度检验程序时，残留风险的差异可以忽略不计。

3.2.3 案例概述

以 W、X、Y 和 Z 国家为例子来代表不同的流行情况，如表 3－2 所示。在这些例子当中，每一个的模型参数都是基于可用数据或与每种情况相关的合理假设。不同国家的模型参数不同，以最好地反映"真实生活"情况，包括加工和消费习惯。模型输出详见表 3－2。

在情景 A 中，检测的总体灵敏度由已发表的关于检测单个包囊灵敏度的科学信息（Kyvsgaard 等，1990，1996）和专家对于"轻度感染"的群体中可能存在的平均包囊数量的意见所决定。

在情景 B 中，检测的总体灵敏度由所做切口数量增加总体灵敏度而逐步提高的理论所决定。B1 和 B2 场景分别以每头受感染动物 7 个和 4 个包囊为基础，以评估不同包囊数量的影响。

在情景 C 中，仅对高风险亚群进行传统肉类检测的效果评估。在这种情况下，包囊存活率从基础模型的 10％增加到 11％。

3.2.4 模型输入

3.2.4.1 检测灵敏度

已知，受感染动物的发病率和受感染动物体内存在的包囊数量具有高度可变性。一些已公布的信息来源表明，"传统的"死后检查（即对所有肌肉表面和器官的肉眼检测、对易发部位的触诊和易发部位的一系列切口检测）平均灵敏度为 15％。在受感染的动物身上检测出一个牛带绦虫包囊的灵敏度非常低。Kyvsgaard 等（1990）发现，受感染的实验犊牛，这种灵敏度为 4％。随着受感染动物体内包囊数量的增加，感染的灵敏度明显增加。而在严重感染的动物中，灵敏度可能超过 50％。

情景 A 将 4.7％作为检测 1 个包囊的灵敏度（Hathaway，2013）。

如果屠宰群体是"轻度感染"，模型中设定受感染动物的平均包囊数量就很少。模型 A 将这一点的估值定为 4，而对于这样的人群，平均检测灵敏度约为 15％。因此，85％的受感染动物未被发现，进入了食品链。

改变用于死后检测的程序，灵敏度就从 4.7％下降到 3.9％。在模型输入中，这一变化是决定不同检测包产生相对风险大小的首要因素。

情景 A 也可用于模拟"严重感染"屠宰畜群。在这种情况下，设定的检测灵敏度将更高，受感染动物的平均包囊数量设定值也将高于上述场景。

情景 B 中，从理论上讲，切口数量增加，灵敏度提高（这一模型不包括肉眼检测和触诊的结果，也不包括有价值的易发部位和切口顺序）。在情景 B

中，设定受感染动物的平均包囊数量为 4 个或 7 个，后一种假设结果是对减少残留风险更为保守的估计。这与肉类检测的灵敏度、包囊存活的可能性以及经过包囊灭活处理的牛肉比例相结合。

3.2.4.2 包囊活性

该模型的用户可以指定一个适合基线情景的值。下面介绍的前 3 个例子，即情景 A、B1 和 B2，使用了 10% 的存活率估值。这一 10% 的孢囊存活率估值是基于对自然和试验感染牛的彻底畜体解剖研究。

情景 C 中，代表包囊存活率的参数从基础模型中的 10% 增加到该模型中的 11%，反映出在年轻的受感染公牛中，包囊可能已经发育，但钙化程度还未达到成年牛的水平。与成年牛相比，年轻牛的包囊数量较少，很大程度上弥补了假定的较高比例的活体包囊；成年牛长寿，因而感染概率较高，不是一次而是多次，对此发现进行进一步研究意义重大。

3.2.4.3 结果

这些模型的结果见表 3-2 所示。在所有国家和模型场景中，由于囊虫病基线流行情况不同，以绝对数量表示的人类绦虫携带者年增加数量在各国之间存在差异。

该模型还使用相同或不同检测程序所产生的残留风险来比较"高流行率"和"低流行率"人群。情景 C 是上述情况的例子。该情景仅适用于人类病例较少的国家。输入数据基于 Calvo - Artavia 等（2013a，2003b），他们发现公牛的发病率可能比母牛低得多，其原因可能是屠宰年龄较小。此外，公牛大多在室内饲养。因此，只用传统方法检查母牛肉，可以减少检查头数，由 44 头减少到 36 头。一旦这些数字输入模型中，人类病例的估计数量将从 36 个增加到 42 个，相当于残留风险增加量极小。

表 3-2 根据当前非传统的宰后肉类检测体系对 4 个示例国家（其中牛带绦虫在屠宰群体中的感染率各不相同）**内牛带绦虫病残留风险的各种预测总结**（计算图表详见附录 2）

(1)	(2)	(3)	(4)	(5)	(6)	(7)	(8)	(9)	(10)	(11)	(12)	(13)
						W 国						
A (14)	6 633	4	4.70%	4	10%	95%	40%	100%	18%	4 748		
	6 633	4	3.90%	4	10%	95%	40%	100%	15%	5 845	1 097	23%
B1 (15)	6 633	8	2.00%	4	10%	95%	40%	100%	15%	5 748		
	6 633	6	2.00%	4	10%	95%	40%	100%	11%	7 824	2 076	36%
B2 (15)	6 633	8	2.00%	7	10%	95%	40%	100%	15%	10 058		
	6 633	6	2.00%	7	10%	95%	40%	100%	11%	13 691	3 633	36%

（续）

(1)	(2)	(3)	(4)	(5)	(6)	(7)	(8)	(9)	(10)	(11)	(12)	(13)
C (16)	—	—	—	—	—	—	—	—	—	—	—	—
	—	—	—	—	—	—	—	—	—	—	—	—
X 国												
A (14)	1 500	4	4.70%	4	10%	90%	40%	100%	18%	1 017		
	1 500	4	3.90%	4	10%	90%	40%	100%	15%	1 252	235	23%
B1 (15)	1 500	8	2.00%	4	10%	90%	40%	100%	15%	1 231		
	1 500	6	2.00%	4	10%	90%	40%	100%	11%	1 676	445	36%
B2 (15)	1 500	8	2.00%	7	10%	90%	40%	100%	15%	2 155		
	1 500	6	2.00%	7	10%	90%	40%	100%	11%	2 933	778	36%
C (16)	—	—	—	—	—	—	—	—	—	—	—	—
	—	—	—	—	—	—	—	—	—	—	—	—
Y 国												
A (14)	44	4	4.70%	4	10%	90%	40%	100%	18%	30		
	44	4	3.90%	4	10%	90%	40%	100%	15%	37	7	23%
B1 (15)	44	8	2.00%	4	10%	90%	40%	100%	15%	36		
	44	6	2.00%	4	10%	90%	40%	100%	11%	49	13	36%
B2 (15)	44	8	2.00%	7	10%	90%	40%	100%	15%	63		
	44	6	2.00%	7	10%	90%	40%	100%	11%	86	23	36%
C (16)	44	—	—	4	10%	90%	40%	100%	15%	36		
	36	—	—	4	11%	90%	40%	100%	12%	42	6	16%
Z 国												
A (14)	44	4	4.70%	4	10%	90%	10%	100%	18%	7		
	44	4	3.90%	4	10%	90%	10%	100%	15%	9	2	23%
B1 (15)	44	8	2.00%	4	10%	90%	10%	100%	15%	9		
	44	6	2.00%	4	10%	90%	10%	100%	11%	12	3	36%

（续）

(1)	(2)	(3)	(4)	(5)	(6)	(7)	(8)	(9)	(10)	(11)	(12)	(13)
B2 (15)	44	8	2.00%	7	10%	90%	10%	100%	15%	16		
	44	6	2.00%	7	10%	90%	10%	100%	11%	22	6	36%
C (16)	—	—	—	—	—	—	—	—	—	—	—	—

注释：

(1) 情景（整体检测灵敏度）。

(2) 已检测感染的动物。

(3) 切割数/包囊数。

(4) 单次切割或从单个包囊中检测出感染动物的可能性。

(5) 未检测动物中的包囊数估算。

(6) 包囊活性的可能性估算。

(7) 未经过包囊灭活过程的肉类比例。

(8) 生肉或半生的肉所占比例。

(9) 感染可能性。

(10) 畜体灵敏度。

(11) 感染牛带绦虫的人数。

(12) 风险差值＝（10）导致（11）的差值。

(13) 使用15%与18%的畜体灵敏度之间的风险百分比增值。

(14) 情景A＝检测单个包囊和轻微感染人群中的平均包囊数。

(15) 情景B＝包囊数或切割次数；B1＝每个感染动物中有4个包囊；B2＝每个感染动物中有7个包囊。

(16) 情景C＝仅高风险亚群会接受传统肉类检测；包囊活性＝11%。

3.2.4.4　评论

起初，根据肉类检测中发现的受感染畜体数量对4个示例国家进行比较，其风险等级从高风险到极低风险不等。但是4个国家内的屠宰群体规模大不相同，人数从50万到450万不等。而实际患病率更是千差万别，从0.007%到2%，这意味着有将近300人患病。事实上，受感染畜体数和预期人类病例数最高的国家实际患病率只有中等风险国家的一半。若考虑到这一因素，则实际患病率和每10万人或100万人之间的发病率也应计算在内。

为提高结果的可信度，这些模型假设可由屠宰后数据调查的（消费者吃牛肉是习惯吃生肉、半生的肉还是全熟的肉）相关参数得出。因此，应谨慎解释表3-2的结果，重点关注不同方案对比时表现的病例数差异。

在某些情况下，通过与一个特定国家或地区记录的人类病例数据进行对比可以验证模型的结果。遗憾的是，大多数国家的人类患病率都无法得到，即使有，也只适用于很小的样本数。不过，数据表明多数国家都能得出一个大概的数字。例如，在丹麦（共600万居民），国立血清研究所（Statens Serum Institute）的报告显示，该国2011年疑似有38人感染牛带绦虫，每年有2~8人通过检测粪便物质被确诊为牛带绦虫阳性。因此，这一报告证实了丹麦的模型结果。

本文所涉及模型只是阐释"基于风险"控制这一概念的示例。这些模型是解释这一概念的第 1 次尝试，因此之后还会进行进一步完善或修改。总之，任何模型都应该附带一份清晰的叙述性说明。这份说明至少应该包括模型背后的假设和应用模型参数值或分布的基本原理。模型结构和参数值应尽可能有科学依据，应将参考应用的证据作为基础。

在模型的开发和描述中应考虑不确定性因素。至少可以确定 2 个主要的不确定性来源：模型不确定性和参数不确定性。模型不确定性表现在对模型结构的认知不足或存在争议，可以通过在情景分析中应用和比较不同的可行模型结构来解决。参数不确定性体现在对模型参数真实值的认知不足或存在争议，可以通过不确定性分析（也称为不确定性传播或概率敏感度分析）来处理。在不确定性分析过程中，模型参数用反映其不确定性的概率分布函数来表示，并从随机选取的不同参数值开始反复运行模型，最终输出值的分布将会反映每个输入参数的不确定性。此外，参数不确定性可以通过非概率方法来处理，如单向敏感度分析或者对每个不确定参数进行保守估计。

动物灵敏度估计也存在模型不确定性（即检测到一个真正感染个体的概率）。情景分析中会使用以下 2 种方法进行或比较：①基于每个动物的包囊数量和检测到 1 个包囊的概率建立动物灵敏度的模型；②基于对畜体进行切割的数量和每次切割检测到真正感染动物的概率建立动物灵敏度模型。

3.3 结论

电子表格模型显示了在不同的流行程度背景下使用不同的宰后肉类检测体系时，人体残留风险的预期变化。因此，该模型可有效用于支持肉类检验"现代化"这一公共卫生决策。若使用不同检测程序时残留风险的差异极小，实施资源利用最大化和污染最小化的肉类检测程序就无可非议了。

这些例子表明，低密集程度的肉类检测下人类牛带绦虫病病例的相对增加，仅取决于评估的检验方法变化，而不是具体国家的风险缓解情况。然而，考虑到基线负担的不同，在屠宰群体中牛带绦虫病流行率低与流行率高的国家之间，人类残留风险存在显著差异。在牛带绦虫流行率高的国家，无论使用哪种检测方法，残留风险都相对较高，而减少检测预计会导致人类病例增加数千例；相反，在屠宰群体中牛带绦虫病流行率低的国家，人类残留风险非常低，检测方法对模型结果几乎没有影响。

4 结论和建议

4.1 结论

专家会议组应用简易电子表格有效生成了定量信息，这些信息在公共卫生官员针对肉类中的旋毛虫和牛带绦虫评估宰后肉类检测体系时尤为重要。

尽管模型输入存在差异，但不同风险管理情景中相对风险的变化是风险管理人员设计和审查其风险管理活动的重要信息。

专家会议通过使用旋毛虫和牛带绦虫基于风险的案例表明了"量身定做"的风险建模方法对支持肉类检测现代化的价值所在。

这些模型可制订科学的风险情景，以评估旋毛虫和牛带绦虫的不同消化试验方法和肉类检测方式分别对人类旋毛虫病和牛带绦虫病残留风险的影响。因此，得出的结果是基于相对风险的变化，而不是对风险的具体估计。

本书使用的模型提供了实例以演示"基于风险"的控制这一概念。这些模型是解释这一概念的第1步，之后将得到进一步改善。

4.2 建议

该创新方法还需要更多的研究以进一步改进，如使用风险管理措施组合以维持可忽略的风险区间。因此，电子表格模型使用贝叶斯等方法来进一步发展时，可能还需要另外的投入，以支持公共卫生决策。

电子表格模型还需要开展进一步的工作进行改进，如开发不同旋毛虫虫种的剂量反应模型（Teunis等，2012）和消费行为等信息囊括在内。

群体或国家中有关猪肉或牛肉消费者烹饪习惯的循证数据可以提高模型结果的可信度。此外，食品企业经营者对肉类加工的循证数据也非常重要。

参考文献
REFERENCES

Alban, L. , Boes, J. , Kreiner, H. , Petersen, J. V. & Willeberg, P. 2008. Towards a risk-based surveillance for *Trichinella* spp. in Danish pig production. *Preventive Veterinary Medicine*, 87(3-4):340-357.

Butler and Devleesschauwer, unpublished.

Calvo-Artavia, F. F. , Nielsen, L. R. , Dahl, J. , Clausen, D. M. , Graumann, A. M. & Alban, L. 2013a. A case-control study of risk factors for bovine cysticercosis in Danish cattle herds. *Zoonoses and Public Health*, 60(4):311-318.

Calvo-Artavia, F. F. , Nielsen, L. R. , Dahl, J. , Clausen, D. M. & Alban, L. 2013b. Occurrence and factors associated with bovine cysticercosis recorded in cattle at meat inspection in Denmark in 2004-2011. *Preventive Veterinary Medicine*, 110(2):177-182.

Cui, J. , Jiang, P. , Liu, L. N. & Wang, Z. Q. 2013. Survey of *Trichinella* infections in domestic pigs from northern and eastern Henan, China. *Veterinary Parasitology*, 194:133-135.

Devleesschauwer, B. , Praet, N. , Speybroeck, N. , Torgerson, P. R. , Haagsma, J. A. , De Smet, K. , Murrell, k. d. , Pozio, E. & Dorny, P. 2015. The low global burden of trichinellosis: evidence and implications. *International Journal for Parasitology*, 45(2-3):95-99.

European Food Safety Authority-European Centre for Disease Prevention and Control (EFSA-EC-DC). 2013. EU Summary report on trends and sources of zoonoses, zoonotic agents and foodborne outbreaks in 2011. *EFSA Journal*, 11(4):3129,250 pp.

FAO and WHO. 2014. Multicriteria-based ranking for risk management of food-borne parasites. *Microbiological Risk Assessment Series* No. 23,302 pp.

Forbes, L. B. & Gajadhar, A. A. 1999. A validated *Trichinella* digestion assay and an associated sampling and quality assurance system for use in testing pork and horse meat. *Journal of Food Protection*, 62:1308-1313.

Frey, C. F. , Buholzer, P. , Beck, R. , Marinculic, A. , Raeber, A. J. , Gottstein, B. & Shuppers, M. E. 2009. Evaluation of a new commercial enzyme-linked immunosorbent assay for the detection of porcine antibodies against *Trichinella* spp. *Journal of Veterinary Diagnostic Investigation*, 21:692-697.

Gajadhar, A. A. , Pozio, E. , Gamble, H. R. , Nockler, K. , Maddox-Hyttel, C. , Forbes, L. B. , Vallee, I. , Rossi, P. , Marinculic, A. & Boireau, P. 2009. *Trichinella* diagnostics and control:

Mandatory and best practices for ensuring food safety. *Veterinary Parasitology*, 159(3-4): 197-205.

Gamble, H. R. 1998. Sensitivity of artificial digestion and enzyme immunoassay methods of inspection for Trichinae in pigs. *Journal of Food Protection*, 61(3): 339-343.

Gamble, H. R., Bessonov, A. S., Cuperlovic, K., Gajadhar, A. A., van Knapen, F., Noeckler, K., Schenone, H. & Zhu, X. 2000. International Commission on Trichinellosis: recommendations on methods for the control of *Trichinella* in domestic and wild animals intended for human consumption. *Veterinary Parasitology*, 93(3-4): 393-408.

Gamble, H. R. 2011. Status of *Trichinella* infection in US Commercial Pork and its safety for international trade in pork and pork products. [online]. [Cited on 16 July 2020]. https://webadmin. pork. org/filelibrary/Gamble%20Paper%20on%20Trichinella. pdf.

Hathaway, S. C. 2013. Food control from farm to fork: implementing the standards of Codex and the OIE. *Revue scientifique et technique-Office international des épizooties*, 32(2): 479-485.

Hill, D. E., Pierce, V., Murrell, D. K., Ratcliff, N., Rupp, B., Fournet, V. M., Zarlenga, D. S., Rosenthal, B. M. Gamble, R. H., Kelly, K. & Dublin, M. 2010. Cessation of *Trichinella spiralis* transmission among scavenging mammals after the removal of infected pigs from a poorly managed farm: implications for trichinae transmission in the US. *Zoonoses Public Health*, 57: 361-363.

Kaewpitoon, N., Kaewpitoon, S. J. & Pengsaa, P. 2008. Food-borne parasitic zoonoses: distribution of trichinellosis in Thailand. *World Journal of Gastroenterology*, 14: 3471-3475.

Kapel, C. M. O., Webster, P. & Gamble, H. R. 2005. Muscle distribution of sylvatic and domestic *Trichinella* larvae in production animals and wildlife. *Veterinary Parasitology*, 132: 101-105.

Kijlstra, A. & Jongert, E. 2008. Toxoplasma-safe meat: close to reality? *Trends in Parasitology*, 25: 18-22.

Kyvsgaard, N. C., Ilsoe, B., Henriksen, S. A. & Nansen, P. 1990. Distribution of *Taenia saginata* cysts in carcasses of experimentally infected calves and its significance for routine meat inspection. *Research in Veterinary Science*, 49(1): 29-33.

Kyvsgaard, N. C., Maeda, G. E., Nansen, P. & Bogh, H. O. 1996. Distribution of *Taenia saginata* cysts by muscle group in naturally infected cattle in Tanzania. *Preventive Veterinary Medicine*, 28(2): 81-89.

Murrell, K. D. & Pozio, E. 2011. Worldwide occurrence and impact of human trichinellosis, 1986-2009. *Emerging Infectious Diseases*, 17(12): 2194-2202.

National Pork Board (USA). 2009. Quick Facts the Pork Industry at a Glance. [online]. [Cited on 15 July 2020]. https://porkgateway. org/wp-content/uploads/2015/07/quick-facts-book1. pdf.

Nökler, K. , Hamidi, A. , Fries, R. , Heidrich, J. , Beck, R. & Marinculic. 2004. Influence of methods for *Trichinella* detection in pigs from endemic and non-endemic European Region. *Journal of Veterinary Medicine*, 51:297-301.

Pozio, E. , Cossu, P. , Marucci, G. , Amati, M. , Ludovisi, A. , Morales, M. A. , La Rosa, G. & Firinu, T. 2009. The birth of a *Trichinella britovi* focus on the Mediterranean island of Sardinia (Italy). *Veterinary Parasitology*, 59:361-363.

Pozio, E. 2014. Searching for *Trichinella:* not all pigs are created equal. *Trends in Parasitology*, 30:4-11.

Ribicich, M. , Miguez, M. , Basso, N. & Franco, A. 2001. Localization of *Trichinella spiralis* in muscles of commercial and parasitological interest in pork. *Parasite*, 8:245-248.

Ryan & Hathaway, S. C. Unpubl. Ministry for Primary Industries, New Zealand.

Teunis, P. F. M. , Koningstein, M. , Takumi, K. & van der Giessen, J. W. B. 2012. Human beings are highly susceptible to low doses of *Trichinella* spp. *Epidemiology and Infection*, 140 (2):210-218.

Thi, N. V. , Dorny, P. , La Rosa, G. , To Long, T. , Nguyen Van, C. & Pozio, E. 2010. High prevalence of anti-*Trichinella* IgG in domestic pigs of the Son La province, Vietnam. *Veterinary Parasitology*, 168:136 - 140.

Torgerson, P. R. 2013. One world health: Socioeconomic burden and parasitic control priorities. *Veterinary Parasitology*, 195(3-4):223-232.

Torgerson, P. R. , de Silva, N. R. , Fevre, E. M. , Kasuga, F. , Rokni, M. B. , Zhou, X. -N. , Sripa, B. , Gargouri, N. , Willingham, A. L. & Stein, C. 2014. The global burden of foodborne parasitic diseases: an update. *Trends in Parasitology*, 30:20-26.

van der Giessen, J. , Fonville, M. , Bouwknegt, M. , Langelaar, M. & Vollema, A. 2007. Seroprevalence of *Trichinella spiralis* and *Toxoplasma gondii* in pigs from different housing systems in The Netherlands. *Veterinary Parasitology*, 148(3-4):371-374.

van der Logt, P. B. , Hathaway, S. C. & Vose, D. J. 1997. Risk assessment model for human infection with the cestode *Taenia saginata*. *Journal of Food Protection*, 60(9):1110-1119.

van der Logt P. B. & Hathaway, S. C. Unpubl. Ministry for Primary Industries, New Zealand.

Vassilev, G. D. 1999. Survey of *Trichinella* spp. infection in pigs from commercial piggeries in Zimbabwe. *Reviews on Science and Technology*, 18:753-757.

World Health Organization (WHO). 2007. First Formal Meeting of the Foodborne Disease Burden Epidemiology Reference Group (FERG), 26-28 November 2007. [online]. Geneva. [Cited 14 October 2014]. http://www. who. int/foodsafety/publications/burden_nov07/en/.

World Organisation for Animal Health (OIE). 2018. Trichinellosis (infection with *Trichinella* spp.). In:*Manual of Diagnostic Tests and Vaccines for Terrestrial Animals*. 8th edition. [online]. Paris. [Cited 16 July 2020]. https://www. oie. int/fileadmin/Home/eng/Health_ standards/tahm/3. 01. 20_TRICHINELLOSIS. pdf .

OIE. 2019a. Infection with *Trichinella* spp. . In: *Terrestrial Animal Health Code*. 28th Edition. [online]. Paris. [Cited 16 July 2020]. https://www. oie. int/standard-setting/terrestrial-code/.

OIE. 2019b. Glossary. In: *Terrestrial Animal Health Code*, 28th Edition. [online]. Paris. [Cited 16 July 2020]. https://www. oie. int/index. php? id = 169&L = 0&htmfile = glossaire. htm.

附　　录

附录 1　旋毛虫模型流程图

A1.1　模型结构

输出：每百万份食物中受感染的份数（基础模型由 Ryan 和 Hathaway 提供，暂未发表）。

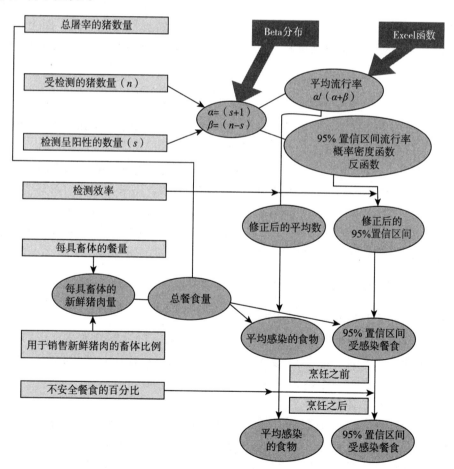

A1.2 详细描述

该模型的起始点是基于给定国家或地区每年屠宰的生猪数量、每年受检测的生猪所占的比例以及对检测灵敏度（SE）的估值。在表观流行率（AP）为零的基础上，该模型使用贝叶斯方法估计旋毛虫感染的真实（可能）流行率（TP），该方法需要指定 TP 的先验分布，然后根据观察到的检验结果更新该分布。

贝叶斯方法基本涉及 3 个步骤：①以置信度分布的形式确定参数的先验估计。②为观察到的数据找到合适的似然函数。③将先验分布和似然函数相乘来计算参数的后验估计（Vose，2008）。

该模型对 TP 采用 Beta（1，0）先验分布，对观察到的结果采用二项式似然函数，从而得出 Beta 后验分布。例如，如果样本量为 n，则后验分布为 Beta $[1+s,\ 0+(n-s)]$，该分布的平均值为 $1/(n+1)$。该模型进一步修正了这个结果的测试灵敏度，但前提是假设该测试的特异性是完美的，即 100%。总的来说，根据测试灵敏度校正的平均真实患病率计算如下（见单元格 O24 单元）。

$$TP = \frac{(s+1)/(n+1)}{SE}$$

该模型还计算了真实流行率的第 95 百分位数。二项似然函数暗示受测试猪的数量是从一个无限的种群中推导出来的。

将 TP 与每年屠宰的猪的总数相乘，可得到进入食物链的受感染但检测呈阴性的猪的数量。然后，模型根据受感染猪的总数，用来自畜体的新鲜猪肉可食用部分的数量和用于销售新鲜猪肉的畜体比例，计算出烹饪前感染餐食的平均数和第 95 百分位数。最后，模型将前面结果乘以烹饪后可能变得安全的餐食百分比，计算出烹饪后感染餐食的平均数和第 95 百分位数。

A1.3 模型的假设和局限性

A1.3.1 用贝叶斯法评估真实流行率

该模型对真实流行率使用 Beta（1，0）先验。可以解释为在观察到的结果中增加一个案例。通过这一方法，我们认识到可以使用其他先验法，例如，Beta（1，1），Beta（0.5，0.5）。

A1.3.2 有限总体量

作为计算真实流行率所使用的二项似然的一部分，该模型固有地假设一个无限的总体。实际上，与每年屠宰的生猪总数量相比，样本数量可能（非常）大。在这种情况下，支撑二项分布的假设可能是无效的，超几何分布可能更合适。Vose（2008）建议，如果总体数量小于样本量的 10 倍，就不应该对超几何进行二项式近似。该模型出现以上情况时，应谨慎使用。

A1.3.3　测试的灵敏度和特异性

该模型假设测试灵敏度恒定，与畜体中的幼虫密度无关。幼虫在阳性胴体中分布的数据可以用幼虫密度的方差建模。该模型还假设测试特异性是完美的（即 100%）。

A1.4　维护模型

该模型最初是作为一种工具而开发的，以支持和建立一个与可忽略风险区间有关的风险管理决策。基于统计学的模型也可以作为工具来评估维持可忽略风险区间的屠宰监测计划。作为该模型的一个方面，需要采用贝叶斯方法来评估历史检测结果在持续监测中作为先验的效用。

贝叶斯方法基本涉及 3 个步骤：①以置信度分布的形式确定参数的先验估计。②为观察到的数据找到合适的似然函数。③将先验分布和似然函数相乘来计算参数的后验估计（Vose，2008）。

在维护阶段，可将获得的额外测试数据与先验模型的数据合并。下面的例子展示了如何根据一年的测试结果依次更新 Beta 后验数据：

建立：

先验＝Beta（1，0）

测试数据＝10 万中 0 个阳性

后验＝Beta [1+0；0+（100 000−0）]＝Beta（1；100 000）

平均值＝1/100 001

随后抽样：

先验＝Beta [1+0；0+（100 000−0）]＝Beta（1；100 000）

测试数据 ＝5 万中 0 个阳性

后验＝Beta [1+0+0；0+（100 000−0）+（50 000−0）]＝ Beta（1；150 000）

平均值＝1/150 001

在这个例子中，我们只加入了一年的额外测试数据，并对历史数据分配了相同权重。可以看出，将若干年的数据合并，并对历史数据的价值定性赋予权重是可行的。例如，对于两年的历史数据，可以指定以下的权重：第 1 年为25%，第 2 年为 50%，当年为 100%。就其性质而言，用贝叶斯方法和先验法建模人为主观性较大。然而，该贝叶斯方法给出了在维护阶段可以放宽测试强度的指示。

A1.5 参考文献

Vose, D, 2008. *Risk Analysis—A Quantitative Guide*, 3rd Edition. Chichester, John Wiley & Sons Ltd.

附录 2 牛带绦虫模型的电子表格图

输出：感染牛带绦虫的人数（基础模型由 van Logt 和 Hathaway 提供，尚未发表）。

每年屠宰的牛数量为 4 476 989 头

输入参数	值		输出	值	名称
包囊数量	4 个		受感染并检测到的动物数	6 633 头	观察到的流行率 0.148%
每个包囊检测到受感染动物的概率	4.7%				
检测灵敏度	17.5%		受感染但未检测到的动物数	31 236 头	受感染但未被检测到的人数分比 0.698%
未发现受感染动物的概率	82.5%	受感染动物体内的包囊估计值	受感染动物数	37 869 头	真实流行率 0.846%
包囊数	4 个	124 944 头	未检测到的包囊数		
预计包囊存活率	10%	12 494 个	存活的活性包囊数		
可杀死包囊的过程（加工）	95%	11 870 个	存活的活性包囊数		
生肉或未煮熟的肉的比例（顾客）	40%	4 748 个	感染牛带绦虫的人数		
感染可能性	100%	4 748 人			

47

附录3 肉类旋毛虫和牛带绦虫防治资料征集报告摘要

A3.1 背景

2012 年 11 月召开的第 44 届食品卫生法典委员会修订了此前在第 43 届会议上向联合国粮食及农业组织和世界卫生组织提出的要求，即制订基于风险的旋毛虫和牛带绦虫实例，以说明可以通过对检测样本选择不同的控制措施达到保护消费者的水平。关于这项工作，食品卫生法典委员会还要求联合国粮食及农业组织和世界卫生组织集中收集及审查现有的信息和例子，并以此指导进一步的工作。根据这一要求，联合国粮食及农业组织和世界卫生组织于 2013 年 1 月发出了数据征集通知，以收集相关信息（表 A3.1）。

表 A3.1 收集数据要求中报告的病例摘要

阿根廷（每 10 万人中的病例数）	克罗地亚[1]病例数	欧盟[2]（报告病例国家）	荷兰病例数	新西兰病例数	瑞典[3]病例数	CSPI[4]病例来源数据库	美国病例数
0.98（2012） 1.17（2011） 1.63（2010）	8（2011） 7（2010）	363 - 26（2011） （已确认：268） 394 - 25（2010） （已确认：223） 1 073 - 25（2009） （已确认：748）	1（2009）无旅行史报告	1 例（1992），疑似海外传染源 2 例（2001），地方病传染源 0 例（2011）	2 例（自 1997 年起）	暴发26 次，共 258 例	17（2011）（2002—2011 年报告的中位数为每年 11 例）

注：(1) 人口：约 450 万。(2) 27 个国家（不包括克罗地亚，包括瑞典）人口：5 025 万。(3) 人口：950 万。(4) 公共利益科学中心（CSPI）。

A3.2 数据征集的响应

10 个国家（阿根廷、澳大利亚、克罗地亚、塞浦路斯、多米尼加共和国、荷兰、新西兰、秘鲁、瑞典和美国）、1 个地区（欧盟）和 1 个国际组织[公共利益科学中心（CSPI）]对收集旋毛虫感染数据做出响应，有 11 个国家（澳大利亚、塞浦路斯、丹麦、多米尼加共和国、荷兰、新西兰、秘鲁、斯威士兰、瑞典、苏丹和美国）和 1 个地区（欧盟）对收集牛带绦虫感染数据做出响应。

A3.3　结果

A3.3.1　旋毛虫

A3.3.1.1　一个国家或地区疾病负担的公共卫生数据

（Ⅰ）人类病例的流行情况。12 名受访者中有 8 人报告了人类旋毛虫病的流行情况。与欧洲相比，阿根廷报告的流行率更高。澳大利亚、多米尼加共和国、新西兰（截至 2011 年）和秘鲁均无病例报告（塞浦路斯：未提供任何信息）。

（Ⅱ）通知情况。阿根廷、克罗地亚、欧盟、荷兰、瑞典和美国将旋毛虫病列为应报告疾病。在新西兰，猪体内的微生物也必须向第一产业部报告。

（Ⅲ）来源归属。阿根廷、欧盟和新西兰报告称，与人类病例相关的主要危害来源是猪肉。与此同时，CSPI 的数据显示，26 起疫情中有 20 起与野味（熊、海象和美洲狮）有关。美国报告称熊、野猪、鹿、猪肉和牛肉等野味是感染源。

图 A3.1 显示：过去 35 年来，美国因猪肉或猪肉制品引起的人类旋毛虫病总病例数下降。可以看出，在美国，猪肉不再是人类感染的一个重要来源。自 2002 年以来，平均每年有 1.7 例因猪肉感染旋毛虫病的报告。其中，平均每年只有 1 例与商品猪肉有关。因此，在 2002—2007 年，在美国人类从商品猪肉中感染旋毛虫病的风险是 1/2.85 亿。

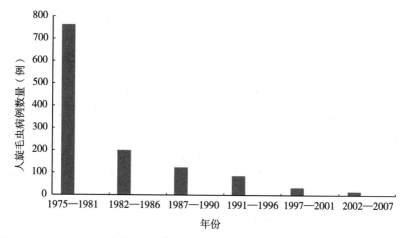

图 A3.1　1975—2007 年美国因猪肉（所有来源）引起的人类旋毛虫病总病例数量

（Ⅳ）人类疾病或临床症状的类型。阿根廷报告称，症状可能从轻微到严重不等，首先是胃肠道紊乱，其次是肌肉疼痛、发热等。欧盟评估称：①与猪相关的确诊病例的病死率小于 0.1%；②与固体肉相关的发病率为每 10 万欧盟人口 0.05～0.15 例；③对人类患病严重程度的评估结果为低。新西兰报告了患者的症状，包括肌痛、发热、眶周水肿和畏光。在美国，曾观察到嗜酸性粒细胞增多、发热、眶周水肿和肌痛。美国人类旋毛虫病的报告数量已从 20 世纪 40 年代和 50 年代的每年约 500 例下降到 2000—2009 年的平均每年 14.2 例。

A3.3.1.2 贸易相关信息

（Ⅰ）入境口岸检测。没有国家报告在入境口岸检测到旋毛虫（包括未进行检测）。阿根廷报告称，从阿根廷进口畜产品的国家没有出现因旋毛虫引起的产品拒收现象。美国报告称，对进口猪肉控制旋毛虫，美国农业部食品安全检验局（USDA FSIS）同等认可猪肉生产国的测定结果，并在审计过程中进行验证。FSIS 不会在入境口岸对旋毛虫进行重新检查。新西兰还提到，由于新西兰地理位置偏远，大多数风险缓解措施都在境外实施和认证，而且大多数进口肉类都是冷冻的。

（Ⅱ）检测的风险管理响应。欧盟对每次检测都采用相关法规（EC No 882/2004 第 18 和 19 条）。秘鲁报告称，如果发现有缺陷的产品，将销毁有关批次。

A3.3.1.3 收获后控制措施的执行情况

（Ⅰ）家猪中的检测流行率。阿根廷、克罗地亚、欧盟、新西兰和美国报告了旋毛虫的检测流行情况（表 A3.2 的 A 和 B）。澳大利亚、塞浦路斯、多米尼加共和国、秘鲁和瑞典没有报告或检测出旋毛虫。新西兰报告称，对家猪的例行监测一直持续到 2007 年，但所有检测的样本均呈阴性。

美国报告称，美国农业部在 1990 年和 1995 年进行全国生猪调查时收集的血清表明，全国范围内流行率持续下降（呈阳性的分别为 0.16％和 0.013％）。1990 年和 1995 年的国家动物健康监测系统（NAHMS）进行的生猪调查中发现的阳性动物是母猪；在 1990 年、1995 年、2000 年和 2006 年的国家动物健康监测系统进行的生猪调查中，没有发现市场上有生猪呈阳性。

到目前为止，猪体内旋毛虫病检测的最大数据集来自根据农业营销服务（AMS）旋毛虫病出口计划（AMS 未公布的数据）进行出口检测的生猪屠宰场。

AMS 旋毛虫病出口计划中所有的检测方法均为消化法，并按照欧盟法规和世界动物卫生组织指导规定进行。一些屠宰场自 1996 年以来一直参与该计划，而其他屠宰场则随着市场的变化参与或不参与该计划。然而，从美国中西部的屠宰场检测数量（$n=38\ 755\ 374$，自 1996 年以来所有结果均为阴性）得出的一组数据，清楚地表明该地区的商业猪没有感染旋毛虫。

表 A3.2 A　家猪中旋毛虫病的检测流行率

阿根廷	欧盟	新西兰
3 643 538 头屠宰猪中 52 头呈阳性（2012 年）	在冷冻后的猪胴体中检测的频率：<0.1% 固体：每 775 762 个单一样本中有 3 个（2007—2011 年）	新西兰记录的猪和马旋毛虫感染情况：1965 年 4 头猪，1968 年 3 头猪，1997 年 4 头猪，2001 年 16 头猪，2004 年 1 匹马

表 A3.2 B　2010—2012 年克罗地亚猪和野生动物中旋毛虫的检测流行率

年份	家猪和野生动物中阳性病例数（头）					
	受认可屠宰场检测			经授权的兽医机构检测		
	国内	野猪	其他物种	国内	家猪	熊
2010	2	2	—	66	53	2
2011	4	4	—	39	41	—
2012	4	7	—	34	28	2

（Ⅱ）野生动物检测流行率。阿根廷、克罗地亚、欧盟和新西兰报告的旋毛虫检测流行率见表 A3.3。在澳大利亚、塞浦路斯、多米尼加共和国、新西兰、秘鲁、瑞典和美国没有报告或发现这种病。

表 A3.3　野生动物中报告的旋毛虫检测流行率

阿根廷	欧盟
13 例来自野猪（2008—2012 年）	2011 年：养殖公猪 [115/25 996 (0.4%)]，野猪 [EU 831/700 289 (0.12%)，非 EU 0/1 919] 2010 年：养殖公猪 [26/36 871 (0.07%)]，野猪 [EU 988/724 640 (0.14%)，非 EU 0/2 448] 2009 年：养殖公猪 [8/27 591 (0.03%)]，野猪 [EU 959/580 841 (0.2%)，非 EU 0/2 558]

注：克罗地亚野生动物中旋毛虫的检测流行率见表 A3.2 B。

关于新西兰，Clear 和 Morris（2004）称，自 1990 年以来，已处理超过 17 500 头野猪，其中大多来自南岛的荒野地区。最后一次对出口的野猪进行检测是在 2002 年 4 月，此后再也没有出口过。体重超过 68 千克的野猪会继续在当地市场进行检测，但由于达到这一体重的野猪很少，因此大多数没有受检测。在已检测的野猪样本中，没有发现旋毛虫阳性结果。

截至 2013 年 4 月 12 日，自该文章发表以来，未发现有受感染猪。

（Ⅲ）采用的检测方法。欧盟（包括克罗地亚、塞浦路斯、荷兰和瑞典）报告称，根据欧盟委员会条例（EC）No 2075/2005 进行检测，该条例建议采用磁力搅拌器法进行混合样品消化。阿根廷和澳大利亚也采用一种消化方法，在两国的法规中有相关描述。新西兰也采用世界动物卫生组织设定的这一方法。美国的所有检测都是根据美国的检测许可证、世界动物卫生组织的指导方针和欧盟的规定进行的。

A3.3.1.4　风险模型的有效性

表 A3.4 显示了向欧盟提供的猪肉和马肉中旋毛虫的定性风险排名结果。

表 A3.4　欧盟定性风险排名

猪肉	马肉
检测频率：低	人类发病率：低
严重程度：低	严重程度：低
源属性：高	优先级：低
终极中等风险	

资料来源：欧洲食品安全局（EFSA）。

荷兰报告了基于风险传播的模型与针对鼠、猪、人类的剂量反应模型的发展情况。此外，基于风险进行的情景分析也已发表（Van der Giessen 等，2013）。参见 Teunis 等（2012）和 Takumi 等（2009，2010）。

新西兰提供了专家会议使用的旋毛虫模型，为开发基于风险的实例奠定了基础。

美国提供了旋毛虫的参考资料（Gamble，2011）。

A3.3.2　牛带绦虫

A3.3.2.1　关于一个国家或地区疾病负担的公共卫生数据

（Ⅰ）人类病例的流行率。澳大利亚2000年报告了12例牛带绦虫感染病例，其中有10例为输入性病例（另2例不明）。苏丹于2011年报告了6 932例（占该国总人口的0.018%）。同年，新西兰报告了10例牛带绦虫感染病例（感染率为百万分之二）。美国每年报告约2 000例病例。其他相关国家暂无信息。

（Ⅱ）报告状态。所有国家都报告称，人体牛带绦虫病不应报告（或报告"没有信息"），但新西兰除外，根据人类卫生立法该国应予以通报。

（Ⅲ）人类疾病类型和临床症状。包括丹麦在内的欧盟报告称，从整个欧盟的数据来看，疾病的严重程度未知，该组织认为这一数据处于"低"水平。

A3.3.2.2　贸易相关信息

各国报告显示，部分国家未在进口港检测到寄生虫，另一部分国家暂无相关信息。

A3.3.3.3　屠宰后控制措施的执行情况

（Ⅰ）牛肉中的检出率。澳大利亚、丹麦、欧盟、新西兰、瑞典、苏丹、斯威士兰报告了牛带绦虫的检出率（表 A3.5A 和 B）。2012 年，斯威士兰报告了 482 例病例。其他国家暂无检测报告。自 2005 年世界动物卫生组织将牛带绦虫从 OIE 列举的疫病名单中删除后，美国的动植物卫生检验局（APHIS）就未记录或汇编牛带绦虫相关的国家级信息。

表 A3.5 A　牛带绦虫检出率报告

澳大利亚	丹麦	欧盟	瑞典	苏丹	斯威士兰
牛带绦虫检出率极低（Pearse 等，2010）	348/4 090 661（2004—2011 年）动物中的实际流行率估计为 0.06%	0.007%～6.8%（Dorny 和 Praet，2007；SCVMPH，2000）	过去 3 年内，每年约有 1 例病例（牛的总屠宰量约为每年 40 万头）	苏丹不同地区的感染率 0.06%～2.7%（6 个地区）	482 例（2012 年）

表 A3.5 B　新西兰 2000—2012 年每年牛带绦虫病例数和患病率

年份	牛带绦虫确诊病例（个）	牛带绦虫疑似病例（个）	总数（个）	年屠宰数（千头）	患病率（%）
2000	1	5	6	2 206	0.000 272
2001	4	6	10	2 146	0.000 466
2002	19	22	41	2 226	0.001 842
2003	13	16	29	2 556	0.001 135
2004	6	5	11	2 632	0.000 418
2005	1	5	6	2 443	0.000 246
2006	1	3	4	2 373	0.000 169
2007	0	4	4	2 232	0.000 179
2008	1	4	5	2 429	0.000 206
2009	8	8	16	2 373	0.000 674
2010	11	4	15	2 432	0.000 617
2011	7	8	15	2 275	0.000 659
2012	4	0	4	2 263	0.000 177
总数	76	90	166	30 586	平均值：0.000 543

（Ⅱ）国家立法中的检测方法。澳大利亚、丹麦、多米尼加共和国、欧盟、新西兰、秘鲁、苏丹、斯威士兰王国报告了关于牛带绦虫的例行肉类检测，包括欧洲议会和理事会条例（EC）No 854/2004。美国动植物卫生检验局（A-PHIS）没有关于牛囊虫病的国际立法，但食品安全检验局（FSIS）有相关立法内容（9CFR 311.23 牛绦虫囊肿；9CFR 325.7，食品安全检验局指令 6 100.2；食品安全检验局培训资料）。斯威士兰王国会进行死后检测，包括触诊、切割部分畜体和内脏，并通过实验室检测得出最终诊断。

（Ⅲ）关于感染程度的流行病学信息。澳大利亚报告了 1 例散发病例，该病例可能吃了受人类粪便污染的进口干椰肉。丹麦报告称感染程度较低，只有零星病例。欧盟预计 1 386 366 份样本中，新鲜牛肉中的感染率为 0.17%（0～0.29）。新西兰报告称从一个农场中一头动物的一个囊肿中检测出的感染水平通常较低，但该地过去 10 年间发生了 3 次聚集性感染病例。苏丹报告称其感染程度处于中等水平。荷兰报告称其感染水平较低或只有零星病例，小牛肉的检出程度高主要是由于食品污染。美国有关聚集性和零星病例的国家级信息均未对外公布。

A3.3.2.4　风险模型的有效性

丹麦报道了两项研究，分别是 Calvo-Artavia 等于 2013 年发表的文章和 Calvo-Artavia、Nielsen、Alban 3 人于 2013 年发表的文章。基于人类病例通报率和感染严重程度，欧盟制定了定性风险排行，其等级评定为"低"。

新西兰报告称该国生物安全局（MPI）已开发了多项还未公布的牛带绦虫模型。相关参考文献包括 van der Logt、Hathaway 和 Vose（1997），Richardson 等（2009）。

A3.4　参考文献

Calvo-Artavia, F. F. , Nielsen, L. R. & Alban, L. 2013. Epidemiologic and economic evaluation of risk-based meat inspection for bovine cysticercosis in Danish cattle. *Preventive Veterinary Medicine*, 108(4):253-261.

Calvo-Artavia, F. F. , Nielsen, L. R. , Dahl, J. , Clausen, D. M. & Alban, L. 2013. Occurrence and factors associated with bovine cysticercosis recorded in cattle at meat inspection in Denmark in 2004-2011. *Preventive Veterinary Medicine*, 110(2):177-182.

Clear, M. & Morris, S. 2004. *Trichinella spiralis* monitoring in pigs and horses. *Surveillance*, 31(1):3-5.

Dorny, P. & Praet, N. 2007. *Taenia saginata* in Europe. *Veterinary Parasitology*, 149(1-2): 22-24.

Gamble, H. R. 2011. Status of *Trichinella* infection in US Commercial Pork and its safety for international trade in pork and pork products. [online]. [Cited on 16 July 2020]. https://

webadmin. pork. org/filelibrary/Gamble%20Paper%20on%20Trichinella. pdf.

Pearse, B. H. G. , Traub, R. J. , Davis, A. , Cobbold, R.　& Vanderlinde, P. B. 2010. Prevalence of *Cysticercus bovis* in Australian cattle. *Australian Veterinary Journal*, 88(7):260-262.

Richardson, E. K. B. , Cogger, N. , Pomroy, W. E. , Potter, M. A.　& Morris, R. S. 2009. Quantitative risk assessment for the annual risk of exposure to *Trichinella spiralis* in imported chilled pork meat from New Zealand to Singapore. *New ZealandVeterinary Journal*, 57 (5):269-277.

Scientific Committee for Veterinary Measures relating to Public Health (of the European Commission) (SCVMPH). 2000. *Opinion of the Scientific Committee on veterinary measures relating to public health on the control of taeniosis/cysticercosis in man and animals*. Adopted on 27-28 Sept. 2000. Health & Consumer Protection Directorate-General of the European Commission.

Takumi, K. , Teunis, P. , Fonville, M. , Vallee, I. , Boireau, P. , Nockler, K.　& van der Giessen, J. 2009. Transmission risk of human trichinellosis. *Veterinary Parasitology*, 159 (3-4): 324-327.

Takumi, K. , Franssen, F. , Fonville, M. , Grasset, A. , Vallée, I. , Boireau, P. , Teunis, P. & van der Giessen, J. 2010. Within-host dynamics of *Trichinella spiralis* predict persistent parasite transmission in rat populations. *International Journal for Parasitology*, 40 (11): 1317-1324.

Teunis, P. F. M. , Koningstein, M. , Takumi, K.　& van der Giessen, J. W. B. 2012. Human beings are highly susceptible to low doses of *Trichinella* spp. *Epidemiology and Infection*, 140(2):210-218.

van der Giessen, J. , Franssen, F. , Fonville, M. , Kortbeek, T. , Beckers, P. , Tolsma, P. , Stenvers, O. , Teunis, P.　& Takumi, K. 2013. How safe is the meat inspection based on artificial digestion of pooled samples for *Trichinella* in pork? A scenario from wildlife to a human patient in a non-endemic region of Europe. *Veterinary Parasitology*, 194(2-4):110-112.

van der Logt, P. B. , Hathaway, S. C.　& Vose, D. J. 1997. Risk assessment model for human infection with the cestode *Taenia saginata*. *Journal of Food Protection*, 60(9):1110-1119.

附录 4　欧美家猪旋毛虫感染

欧美家猪旋毛虫感染见表 A4.1。

表 A4.1　欧美家猪旋毛虫感染

国家	受控系统[1]	非受控系统[2]	参考区间
白俄罗斯	无数据	0.00%	1980—1989 年
波斯尼亚和黑塞哥维那	无数据	约 300/未知	1997—2000 年
保加利亚	0/36 万	约 40/未知	2006—2012 年
爱沙尼亚	0/48 万	1994 年 1 例，1999 年 1 例	1994—2012 年
芬兰	0/480 万	343/未知	1995—2004 年
法国	0/16 万	19/未知科西嘉岛	2004—2012 年
德国	0/4 900 万	8/未知	2003—2012 年
希腊	0/450 万	36/12，717	2009—2012 年
匈牙利	0/400 万	2000 年 2 例，2003 年 6 例，2009 年 4 例	2000—2012 年
意大利	0/900 万	17/未知	2006—2012 年
拉脱维亚	0/30 万	2/未知	2011 年
立陶宛	0/80 万	84/未知	2006—2011 年
波兰	0/2 000 万	342/未知	2001—2011 年
马其顿	0/10 万	暂无	2000—2003 年
黑山	0/5 万	26~42/未知	2000—2003 年
罗马尼亚	0/300 万	404/未知	2007—2011 年
塞尔维亚	0/170 万	416~2 875/未知	2001—2010 年
斯洛伐克	0/80 万	零星病例	2000—2011 年
西班牙	0/3 800 万	160/9 000	2004—2008 年
阿根廷	0/150 万	100/100 万	2008—2012 年
加拿大	0/3 万	0.0/30 000	1998—2012 年
墨西哥	0/1 000 万	约 10/150 000	2009—2012 年
美国	0/8 500 万	10~20/1 500 万	2003—2012 年

资料来源：Pozio，2014。

注：(1) 受控系统中每年受检测猪中的流行情况或感染数量。

(2) 非受控系统中每年受检测猪中的流行情况或感染数量。

附录 5　应用贝叶斯方法分析已有数据来确定 检验要求，持续保障消费者权益

　　下面的例子展示了在 3 年维护期间如何结合使用贝叶斯方法产生附加数据。该示例来源于一个生猪数量庞大的国家（生猪数量大于 1 000 万头），该国两年内采集了 50 万份样品进行检测，结果无一例阳性病例。在后续的维护计划中，每年有 5 万头猪接受检测，均无阳性病例。表 A5.1 总结了假设 3 年的测试数据权重相同的情况下贝叶斯分析的结果。贝叶斯分析通过 3 年维护期间采集的数据估计潜在感染猪的平均流行率为 1/150 001，这一数字比仅用一年数据得出的 1/50 001 要小得多。虽然该案例只说明了可以采用的贝叶斯方法，但它表明，与建立一个可忽略风险区间最初所需的检测数量相比，维持一个可忽略风险区间所需的检测数量会逐渐减少，同时仍可提供同等水平的公共卫生保障。

表 A5.1　使用贝叶斯方法估计潜在感染猪的平均流行率

年份	先验	测试数据	后验	潜在感染猪的平均流行率
建立期（两年）	Beta（1∶0）	0∶500 000 阳性	Beta（1∶500 000）	1/500 001
维护期——第 1 年	Beta（1∶500 000）	0∶500 000 阳性	Beta（1∶550 000）	1/550 001
维护期——第 2 年	Beta（1∶550 000）	0∶500 000 阳性	Beta（1∶350 000）	1/350 001
维护期——第 3 年	Beta（1∶350 000）	0∶500 000 阳性	Beta（1∶150 000）	1/150 001

附录6 旋毛虫和牛带绦虫/牛囊尾蚴风险状况概述

A6.1 致谢

为协助食品卫生法典委员会成员，针对控制肉类（CX/FH11/43/6）中旋毛虫和牛囊尾蚴的草拟指南需准备两份风险概况，在食品卫生法典委员会（CCFH）第43次会议期间，食品卫生法典委员会要求联合国粮食及农业组织和世界卫生组织对两份风险状况概述文件进行同行审查，两份文件分别涉及旋毛虫和牛囊尾蚴。食品卫生法典委员会认为，风险概况中提供的信息涉及其他利益相关方，因此在向公众披露之前必须经过同行审查。

尽管这些风险概况是独立于本报告而编写的，本报告仍将其囊括在内，以便为联合国粮食及农业组织和世界卫生组织大力支持的旋毛虫和牛带绦虫调查工作提供一个较为全面的汇编，从而支持对这些食源性寄生虫的风险管理工作。

联合国粮食及农业组织和世界卫生组织感谢参与初步起草工作、同行审查过程，还有贡献时间、专业知识、数据和其他相关信息等的所有人。

Steve Hathaway：新西兰初级产业部标准科学与风险评估主任、食品卫生法典委员会旋毛虫和牛带绦虫/牛囊尾蚴工作组联合主席

Kris de Smet：比利时，食品、警报系统、培训办公室、G理事会—兽医和国际事务、健康与消费部、食品和饲料卫生及人兽共患病控制组负责人、欧盟委员会、食品卫生法典委员会旋毛虫和牛带绦虫/牛囊尾蚴工作组联合主席

Pierre Dorny：比利时，热带医学研究所、兽医寄生虫学小组组长、生物医药科学部

Alvin Gajadhar：加拿大，加拿大食品检验局、世界动物卫生组织参考实验室（旋毛虫病）与合作中心（食源性人兽共患寄生虫病）、食源性食品研究中心动物寄生虫学、研究科学家及负责人，国际旋毛虫病委员会（ICT）主席

Suleiman Haladu：尼日利亚，农业和自然资源部、兽医服务部、流行病学部门

Edoardo Pozio：意大利，意大利高级卫生研究所、寄生虫和免疫介导疾病、传染病科、胃肠和组织寄生虫病单位负责人

Nicolas Praet：比利时，热带医学研究所、兽医寄生虫学小组、生物医药

科学部

Jaime Romero：哥伦比亚，拉萨尔大学、农学院、兽医流行病学和经济学、农科院兽医公共卫生（VPH）副教授

Brad Scandrett：加拿大，加拿大食品检验局、食源性和动物寄生虫学研究中心、兽医诊断寄生虫学家

特别感谢 Alvin Gajadhar 博士和 Brad Scandrett 博士协助完成旋毛虫和牛带绦虫/牛囊尾蚴风险状况概述。

A6.2　旋毛虫风险状况概述

A6.2.1　主要风险食品

旋毛虫病是一种人体寄生虫病，由生食或半生食感染旋毛虫的家畜或野生动物引起。感染第 1 阶段幼虫生活在各种肉食哺乳动物、部分鸟类、爬行动物的肌肉细胞中（OIE，2018）。人类由商品肉感染旋毛虫病通常与受感染的家猪、野猪、马有关。人类病例还与食用受感染的熊和海象等野生动物肉类有关。这种寄生虫是一种线虫，具有非典型直接生命周期，不会在宿主体外发育。人类食用受感染的肉后，肌肉中的幼虫进到宿主胃中，在肠道中发育为成虫，并产出幼虫，这些幼虫优先迁移到宿主的某些肌肉部位，在几周内完成生命周期。在肌肉细胞内，一些旋毛虫的幼虫包裹于一层厚厚的胶原层中。宿主体内肌肉中幼虫感染性可持续数年。所有种类的旋毛虫对人类来说都是致病原，但其对动物的感染性临床上并不明显。部分动物是贮存宿主。据报告，温带地区的家猪和老鼠会携带旋毛虫线虫（Dupouy‑Camet，2000）。野生肉食动物，如野猪、熊等维持着森林中各种旋毛虫的循环。捕食、觅食腐肉、同类相食等行为都会加速病原传播。*T. spiralis*（T1）、*T. nativa*（T2）、*T. britovi*（T3）、*T. murrelli*（T5）、*T. nelsoni*（T7），及 T6、T8、T9、T12 等有包囊的旋毛虫仅感染哺乳动物（OIE，2018）。没有包囊的旋毛虫会感染哺乳动物以及鸟类（*T. pseudospiralis*）和鳄鱼（*T. papuae* 和 *T. zimbabwensis*）。旋毛虫地理分布和生物学特征变化是由于旋毛虫虫种和宿主的不同导致的，这里提到的生物学特征是指耐寒性和在不同宿主体内的繁殖能力。*T. spiralis*、*T. britovi*、*T. pseudospiralis*、*T. papuae* 和 *T. zimbabwensis* 等种类易在猪体内生长，对猪肉和猪肉制品的消费者来说可能具有高度食品安全风险。历史表明，多数人类旋毛虫病的暴发都源于被旋毛虫感染的生猪（Murrell 和 Pozio，2011，Dopouy‑Camet，2000）。1 个多世纪以来，众多国家都在实行旋毛虫的检控条例。结果显示，检测和监管系统高效的国家内，肉类交易导致的人类旋毛虫病例比较罕见。

A6.2.2　公共卫生问题描述

预计全球约 1 100 万人感染了旋毛虫，且有相当一部分地区可能存在严重漏报（Duopuy-Camet，2000）。疫情数据的分析报告显示自 1986—2009 年，41 个国家内共有 65 818 例人类病例（Murrell 和 Pozio，2011）。尽管在屠宰时进行了旋毛虫强制性检疫，部分国家仍出现了与进口肉类或食用野生动物相关的人类病例。虽然旋毛虫分布于全球，但多数品种受限于地理环境。旋毛虫病会导致人类身体虚弱，有时甚至会致命。食品安全专家预测，摄入 100 条旋毛虫幼虫就足以引发临床疾病。在感染早期，肠道中的成虫会引发间歇性肠胃炎，但最严重的症状都源于幼虫在肌肉中的迁移和形成包囊。严重症状包括眶周和面部水肿、肌痛、发热、结膜炎、畏光和皮疹。预后不良的严重病例还会出现心肌炎、心内膜炎、脑炎和脑膜炎。大多数症状在感染后 1~2 个月消失，但慢性肌痛和疲劳会持续存在。除支持疗法外，驱肠虫剂对肌肉前阶段感染的治疗最为有效（Kociecka，2000）。然而，大多数感染患者直到接触后 2 周或 2 周以上才能被诊断出来，此时幼虫已经在肌肉中形成包囊，药物生物利用效率可能有限。

A6.2.3　食品生产、加工、配送、消费

家猪和其他易感牲畜感染的重要风险因素包括食用受感染的食物残渣，接触猪畜体、鼠及其他野生动物（OIE，2018）。但在散养放牧和后院饲养过程中较难减轻风险。而教育、法规和合规措施可以有效防止人们接触受感染的食物残渣、尸体、鼠、野生动物。在现代养猪生产中实施的标准生物安全措施有助于对非疫情区的无旋毛虫散养农场和畜群进行认证（Pyburn 等，2005）。世界动物卫生组织建议，旋毛虫死前或死后样本的血清检测可在畜群或种群水平上有效进行监测计划和疾病暴发调查，但出于食品安全目的，该检测并不能完全确定单个动物健康状况（OIE，2018）。为了保证食品安全，目前唯一推荐的方法是能够适当保证检测质量的人工消化法（OIE，2018）。人工消化法能够检测多达 100 克合成肉样品，其检测灵敏度为在 3 克及以上的单个样本中能检测出每克有 1 条及以上幼虫。每克含 1 条幼虫（1LPG）的感染强度即可引发人类临床疾病（Gajadhar 等，2009）。检测样品取自好发部位时，消化检测的灵敏度会提高。尽管好发部位因宿主种类不同而异，但舌头和膈肌通常是首选。旋毛虫镜检法是另一种直接检测幼虫的方法，这种方法是将一小块肌肉样本置于两片载玻片之间挤压后，在普通光学显微镜的低倍镜下按顺序检查，这种方法的检测灵敏度低于消化法，检测结果不可靠，不推荐使用（OIE，2018）。

有 3 种处理方法可以有效灭活肉中的旋毛虫幼虫，即蒸煮、辐照、冷冻处理。

热处理适用于杀灭家猪肉中的旋毛虫。加热时间、加热温度、肉的厚度是影响感染猪肉中旋毛中杀灭效果的因素。旋毛虫的热死点为54~57℃。其他宿主物种和旋毛虫基因型的相关数据暂无。然而，完全蒸煮很可能有效灭活所有旋毛虫，所以目前这是确保食品安全最推荐的方法。不建议采用腌制或熏制方法，无法有效灭活猪肉、马肉或野生动物中的旋毛虫幼虫（Gamble 等，2000）。

－15℃下将厚15cm 的猪肉冷冻不少于3周，厚50cm 的猪肉冷冻不少于4周，即可杀死猪肉中的旋毛虫，但是存在于野生动物、马等动物的肉中的旋毛虫其他种类，如 *T. nativa*、*T. murrelli* 和 *T. britovi* 均具耐寒性（OIE，2018）。因此，应将野生动物或可感染上述旋毛虫种类的宿主的肉完全煮熟，以降低消费者感染风险。若条件允许，辐照也可用来消毒肉类供人类安全食用。实验证明，最少300戈瑞的辐照水平就可以灭活旋毛虫。

A6.2.4 国际贸易

家猪和养殖野猪的流动对国内贸易流通中旋毛虫和旋毛虫病的控制具有重大风险。这些动物及其肉类和肉制品的商业交易会导致寄生虫在农场和各国间传播。这些肉类的全球交易量巨大，2017 年，欧盟、美国、加拿大、中国出口猪肉较多（FAO，2020）。2017 年，全球猪肉和马肉出口量分别为500多万吨和13.2 万吨（FAO，2020）。当前已有针对减少食用动物及其制品中旋毛虫风险的指南和控制建议（Dupouy－Camet 和 Murrell，2007）。然而，猪和马等易感宿主物种的肉类和肉制品仍是消费者的潜在感染源。

A6.3 参考文献

Dupouy-Camet, J. 2000. Trichinellosis: a worldwide zoonosis. *Veterinary Parasitology*, 93: 191-200.

FAO. 2020. *FAO State*. ［online］. Rome. ［Cited 17 July 2020］. http://www.fao.org/faostat/en/♯data.

Dupouy-Camet, J. & Murrell, K. D. 2007. *FAO/WHO/OIE guidelines for the surveillance, management, prevention and control of trichinellosis*. FAO/WHO/OIE. 119 pp. (also available at www.trichinellosis.org/uploads/FAO-WHO-OIE＿Guidelines.pdf0).

Gajadhar, A. A., Pozio, E., Gamble, H. R., Nockler, K., Maddox-Hyttel, C., Forbes, L. B., Vallee, I., Rossi, P., Marinculic, A. & Boireau, P. 2009. *Trichinella* diagnostics and control: Mandatory and best practices for ensuring food safety. *Veterinary Parasitology*, 159: 197-205.

Gamble, H. R., Bessonov, A. S., Cuperlovic, K., Gajadhar, A. A., van Knapen, R., Nockler, K., Schenone, H. & Zhu, X. 2000. International Commission on Trichinellosis: Recommendations on methods for the control of *Trichinella* in domestic and wild animals intended for human consumption. *Veterinary Parasitology*, 93：393-408.

Kociecka, W. 2000. Trichinellosis：human disease, diagnosis and treatment. *Veterinary Parasitology*, 93：365-383.

Murell, K. D. & Pozio, E. 2011. Worldwide occurrence and impact of human Trichinellosis, 1986-2009. *Emerging Infectious Diseases*, 17(12)：2194-2202.

OIE. 2018. *Trichinellosis (infection with Trichinella spp.) in Manual of Diagnostic Tests and Vaccines for Terrestrial Animals*. 8th Edition. ［online］. Paris. ［Cited 16 July 2020］. https：//www.oie.int/fileadmin/Home/eng/Health_standards/tahm/3.01.20_TRICHINELLOSIS.pdf.

Pyburn, D. G., Gamble, H. R., Wagstrom, E. A., Anderson, L. A., Miller, L. E. 2005. Trichinae certification in the United States pork industry. *Veterinary Parasitology*, 132：179-183.

A6.4 牛带绦虫风险状况概述

A6.4.1 主要风险食品

牛囊虫病是一种牛寄生虫疾病，由人体内的牛带绦虫幼虫（牛囊尾蚴）引起。人是牛带绦虫的唯一终宿主，牛是中间宿主。牛带绦虫病是指成年绦虫寄生于人体所致的疾病，通常发生在人类食用含有囊尾蚴的牛肉后，且牛肉未煮熟或冷冻，因此未能杀死其中的寄生虫。虽然人体可能发生多次感染，但大多数患牛带绦虫病的患者体内仅有1条牛带绦虫，且该绦虫可存活数年之久。成年牛带绦虫在感染人体后10~12周就可发育至生殖成熟。成年牛带绦虫会定期蜕去其最末端和最成熟的部分，即孕节，孕节会自动或随粪便排出人体。排出后的孕节含数千个虫卵，这些虫卵可能留在孕节中或排出到粪便周围的环境中。

在湿冷环境下，虫卵的传染性可维持数月，并会通过水和其他污染物传播。牛作为中间宿主食用受污染的饲料或水后，六钩蚴会从虫卵中孵化出来，并在几小时内穿过肠道黏膜进入心血管或淋巴系统。一旦六钩蚴抵达合适的肌肉或其他组织部位，就会发育为囊尾蚴，10~12周后开始感染人体。囊尾蚴主要见于牛的心脏和骨骼肌，偶尔也见于其他部位，包括肝、肺、肾和淋巴结。囊尾蚴的感染性会持续几个月到1年及以上（OIE，2005，2018）。

牛带绦虫分布于世界各地，在发展中地区流行率最高，发展中地区卫生条件差、养殖业卫生条件差、有食用生的或不熟的牛肉的习惯，这些情况都会助长寄生虫传播。在非流行地区，尽管公共卫生条件更好、兽医基础设施更先进，还会定期对屠宰时的牛畜体进行检查，但仍出现了人体牛带绦虫病的零星病例和牛囊虫病的动物流行疫情。

A6.4.2 公共卫生问题描述

牛带绦虫在撒哈拉以南非洲地区、拉丁美洲、亚洲和部分地中海国家最为流行。全球有数千万人可能感染牛带绦虫病，但由于致病性低及漏报情况，目前还没有可靠的数据。对多数健康的人来说，感染牛带绦虫病后的症状很轻微，多年都无法诊断出来，直到寄生虫死亡或灭活。虽然报告显示也会出现阑尾炎等严重并发症，但是最常见的表现是轻度非特异性胃肠道疾病及肛门瘙痒、恶心、体重减轻、腹痛、腹泻、厌食症等症状。患牛囊虫病的牛通常不会表现出任何临床症状。单次口服吡喹酮或氯硝柳胺可安全有效地治疗人牛带绦虫病（Craig 和 Ito，2007）。

全球化背景下，流行地区的人、动物、动物制品、可能受污染的农产品或其他污染物在国际间的流动增加了囊虫病和绦虫病的患病风险。由于人类作为最终宿主，是维持寄生虫生命周期的关键，因此需要准确的牛带绦虫病流行数据。该数据可通过公共卫生机构的有效监测及强制报告来获取。此外，还需实施切实有效的控制方案，包括进行有关寄生虫生命周期的知识普及、采取缓解措施，如保证卫生条件以防牛接触人类粪便、彻底煮熟肉类，以及杀绦虫处理（Gajadhar 等，2006）。

A6.4.3　食品生产、加工、配送、消费

牛囊虫病的风险因素包括靠近公共区域、洪水、使用可能含有污物的肥料、使用可能污染的饲料和水源、雇佣可能感染牛带绦虫的人等，这些因素都会增加牛接触人类粪便或污水中虫卵的概率。最常用的控制措施是在屠宰后检测时，在牛畜体"好发"部位对囊尾蚴进行感官检测。好发部位通常包括心脏、咬肌、舌头、食道、隔膜以及畜体的表面和切面，部分地区也会检查前肢肱三头肌。心脏和咬肌一直是最有可能检测到感染的部位（Scandrett 等，2009）。退化囊尾蚴比活囊尾蚴更容易检测到，原因在于活囊尾蚴呈半透明状，难以与周围的宿主组织区分开。由于活囊尾蚴和退化囊尾蚴可以同时存在于同一畜体中，检测到退化囊尾蚴并不能说明其他部位不存在活囊尾蚴（Gajadhar 等，2006）。屠宰后感官检查灵敏度较低，尤其是对于轻度感染动物来说。牛囊虫病的血清学测定目前还不能有效确定单个动物的状况，但其对畜群筛查试验和流行病学调查可能具有一定价值。目前还没有商品疫苗，对受感染动物进行驱虫治疗的成本较高、效果不佳。不过，有些方法可有效地处理畜体，确保囊尾蚴不具传染性。

将肉和内脏在至少 −10℃ 的环境下冷冻不少于 10 天可灭活任何囊尾蚴。对畜体肉和内脏，特别是心脏和头部进行冷冻而非冷藏可以降低消费者感染的可能性。此外，烹饪核心温度达到 60℃ 及以上就足以灭活囊尾蚴，此外使用 500 戈瑞的低剂量辐照也可灭活囊尾蚴（WHO，1995）。比起分发至外地的冷冻产品，在流行地区内生产配送以供当地消费的牛肉往往没有经过任何冷冻或加热处理，因此更有可能具有感染性。

消费者普遍不了解这种寄生虫和牛肉传播绦虫病的可能性。因此，对公众进行教育，讲解食用未煮熟或未完全冷冻的牛肉带来的风险，将有助于全面控制这种人兽共患病。

A6.4.4 国际贸易

由于囊虫病影响公共卫生和美感，人们会抵触感染牛囊虫病的牛的肉和内脏、对感染地区进行贸易限制，进而造成巨大经济损失。牛肉及牛肉制品的国际贸易占红肉贸易比例最大。2011 年，全球出口了近 500 万吨牛肉和小牛肉（FAO，2020）。全球多数牛肉贸易都流向了快餐市场，这类产品通常经过冷冻、煮熟或以其他方式加工，降低了消费者感染牛带绦虫的可能性。然而，冷冻牛肉的国际贸易带来的风险更高，尤其对生肉或未煮熟肉类的消费市场来说。

A6.5 参考文献

Craig, P. , & Ito, A. 2007. Intestinal cestodes. *Current Opinion in Infectious Diseases*, 20 (5):524-532.

FAO. 2020. FAOSTAT. Available at http://www.fao.org/faostat/en/#home. Accessed 16 July 2020.

Gajadhar, A. A. , Scandrett, W. B. & Forbes, L. B. 2006. Overview of food- and waterborne zoonotic parasites at the farm level. *OIE Revue Scientifique et Technique*, 25(2):595-606.

OIE. 2018. Bovine Cysticercosis Chapter 3. 4. 3 8th Edition. OIE, Paris. Available at: https://www.oie.int/fileadmin/Home/eng/Health_standards/tahm/3.04.03_BOVINE_CYST.pdf. Accessed on 16 July 2020.

Scandrett, B. , Parker, S. , Forbes, L. , Gajadhar, A. , Dekumyoy, P. , Waikagul, J. & Haines, D. 2009. Distribution of *Taenia saginata* cysticerci in tissues of experimentally infected cattle. *Veterinary Parasitology*, 164(2-4):223-231.

WHO. 1995. Food Technologies and Public Health.

WHO/FAO/OIE. 2005. Guidelines for the surveillance, prevention and control of taeniosis/cysticercosis.

图书在版编目（CIP）数据

肉类中旋毛虫与牛带绦虫的控制：基于风险的案例与方法：修订版 / 联合国粮食及农业组织，世界卫生组织编著；葛林等译. —北京：中国农业出版社，2022.12

（FAO中文出版计划项目丛书）

ISBN 978-7-109-30386-7

Ⅰ. ①肉…　Ⅱ. ①联…②世…③葛…　Ⅲ. ①旋毛线虫病②牛肉绦虫病　Ⅳ. ①R532.14②R532.39

中国国家版本馆 CIP 数据核字（2023）第 018260 号

著作权合同登记号：图字 01 - 2022 - 4237 号

肉类中旋毛虫与牛带绦虫的控制

ROULEI ZHONG XUANMAOCHONG YU NIUDAITAOCHONG DE KONGZHI

中国农业出版社出版

地址：北京市朝阳区麦子店街 18 号楼

邮编：100125

责任编辑：郑　君　　文字编辑：耿韶磊

版式设计：王　晨　　责任校对：吴丽婷

印刷：北京中兴印刷有限公司

版次：2022 年 12 月第 1 版

印次：2022 年 12 月北京第 1 次印刷

发行：新华书店北京发行所

开本：700mm×1000mm　1/16

印张：5.25

字数：103 千字

定价：49.00 元